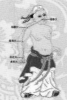

王荣华 主编

怎么灸不生病
生了病怎么灸

艾除百病，灸出健康，
对症选用一身轻松。

中国科学技术出版社

·北京·

图书在版编目（CIP）数据

怎么灸不生病生了病怎么灸 / 土荣华主编 . -- 北京 : 中国科学技术出版社，2018. 8

ISBN 978-7-5046-8015-0

Ⅰ．①怎… Ⅱ．①土… Ⅲ．①艾灸 Ⅳ．① R245.81

中国版本图书馆 CIP 数据核字 (2018) 第 070321 号

策划编辑	崔晓荣
责任编辑	崔晓荣　高磊
装帧设计	北京明信弘德文化发展有限公司
责任校对	杨京华
责任印制	马宇晨

出　　版	中国科学技术出版社
发　　行	中国科学技术出版社发行部
地　　址	北京市海淀区中关村南大街16号
邮　　编	100081
发行电话	010-62173865
传　　真	010-62179148
网　　址	http://www.cspbooks.com.cn

开　　本	720mm×1000mm　　1/16
字　　数	230千字
印　　张	18.5
版　　次	2018年8月第1版
印　　次	2018年8月第1次印刷
印　　刷	北京盛通印刷股份有限公司
书　　号	ISBN 978-7-5046-8015-0/R・2228
定　　价	46.00元

内容提要

本书首先介绍了艾灸穴位疗法的原则、功效、时间，怎样才能方便快捷地找到艾灸常用穴位的骨度法、指寸法、标志法和经验法，并对灸法的操作和使用以及禁忌证做了详细的说明；同时以怎么灸不生病对人们日常的失眠、健忘、乏力、抑郁、上火、口中异味、老寒腿等常见的亚健康艾灸调养保健进行了说明；以怎么灸不生病对老年病、妇科病、男科病、儿科病等常见病列举了不同调治方法，以达到实现"小病一扫光"的好疗效。其特点是养生、治病兼顾。是普通大众进行艾灸调理养生防病治病的好帮手。

编委会

主编

王荣华

编委

王雷防　王国防　牛林敬　杨亚飞

易磊　王振　梁琳　杨志国

李宪广　付肇嘉　勾秀红　杨同英

王荣　陈永超

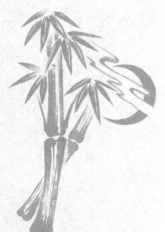

在我们的身体中，遍布着700多个穴位，这些穴位就像藏在人体中的妙药，在特定的穴位上灸一灸，如同转动一把钥匙，为我们打开健康之门。在了解穴位常识的基础上进行艾灸治疗，不仅可以强身健体，预防疾病，还可以在我们有病的时候，调治疾病，使疾病化大为小，甚至化小为无。

艾灸疗法是用艾绒为主要材料制成艾条或艾炷，借艾火的热力和药力给人体以温热性刺激，通过经络传导调节脏腑的阴阳平衡，补充阳气，调理气血，祛除体内的寒湿风邪，从而达到养生保健、防病治病的目的。

每个人都有自己的个性，穴位也是如此，不同穴位有着不同的功效。但无论如何，只要对症艾灸，就可以起到养生保健的作用。试想，如果我们能像熟悉亲人一样，去了解这些遍布周身的穴位，那么，它们也一定会给我们亲人般的关怀，尽心尽力地呵护我们的健康。

正是基于艾灸保健治病的实用性、便捷的操作性和治疗的有效性，还有就是人们对于养生的困惑，我们潜心于博大精深的中医文化，精心编写了这本《怎么灸不生病　生了病怎么灸》。本书分上下两篇，上篇主要介绍了艾灸常识、灸除寒湿百病消、亚健康怎么灸；下篇重点介绍了常见病的艾灸方法。本书不仅内容翔实，语言通俗，而且还配有大量的穴位图，在您需要艾灸保健、对症治疗时，只要依图所示进行艾灸，就能收到满意的功效。

当然，中医学是一门博大精深的学科，仅凭一本书远远不能达到精通的程度，但这些初步的艾灸知识在日常生活中使用，已经能够让您和家人、朋友受益匪浅。

身体有大药，好身体由艾灸开始！

编　者

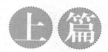

未病先防，怎么灸不生病

第一章 艾灸常识宜先知

第二章　灸除寒湿百病消

第三章 亚健康怎么灸

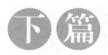

既病防变，生了病怎么灸

第四章 调治内科病怎么灸

第五章　调治外科病怎么灸

第六章　调治妇科病怎么灸

第七章 调治男科病怎么灸

第八章 调治儿科病怎么灸

第九章 调治五官科病怎么灸

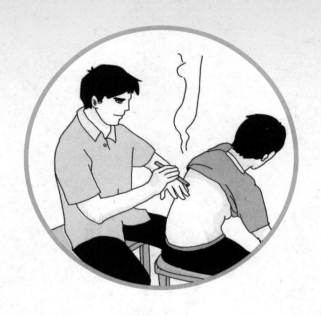

上篇　未病先防，怎么灸不生病

中医讲"正气存内，邪不可干"。一旦人的正气不足了，不能克制邪气，人就会生病。现代人与自然接触较少，得到的自然之气也较少，更容易出现体虚气弱的毛病。而经常艾灸可以提升人体阳气，阳气充足，外邪不能侵犯，人自然就健康。但艾灸保健一定要持之以恒，才能补阳气，提正气，提高身体免疫力，达到少生病、不生病、身体健康的目的。

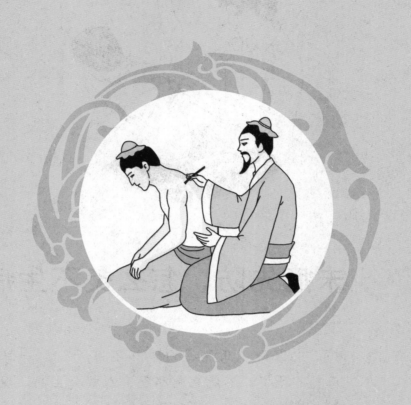

艾灸常识宜先知

　　气血是人体生命活动的物质基础，是人体五脏六腑、四肢最重要的营养物质，人体依赖气血的温煦、濡润、滋养以维持生机。人体一旦气血失调，或气血循环受阻，就会影响脏腑经络的平衡，导致五脏六腑、表里内外、四肢九窍出现病变。而艾灸通过艾草的燃烧，使热量经过穴位进入人体，疏通经络，可促进气血的流动通畅，使人体脏腑经络调整为正常的生理状态，从而达到防病强身、治疗疾病的目的。

艾灸益处多

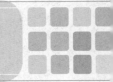

　　艾灸尽管历史悠久，但并不过时。应当说，大浪淘沙，能经受得住千百年历史的考验，自有其青春长存的魅力。那么，艾灸到底有哪些保健养生功效呢？

 调和气血，疏通经络

　　经络通，气机的升降运行就会后劲十足。心脏的跳动是气血运行的一个重要保障，但有时这种跳动是"强弩之末，矢不能穿鲁缟"。所以，有时候必须依靠外力的帮助。如果再有风、寒、

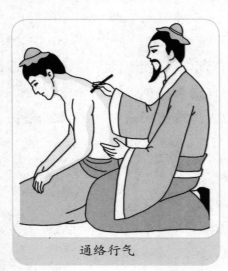

通络行气

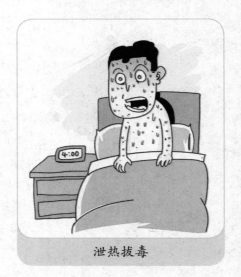

泄热拔毒

暑、湿、燥、火等外因的侵袭或跌打损伤，那么，人体局部气血凝滞、经络受阻就成为必然，身体就会出现肿胀、疼痛等症状及一系列功能障碍。此时，艾灸相关穴位就是刺激经络上的"大药"，可以起到调和气血、疏通经络、平衡机体功能的作用。

以热引热，泄热拔毒

寒则温之，寒可灸，但我们更应该辩证地看待艾灸。事实上，在古代文献中就有"热可用灸"的记载，如《黄帝内经》就有艾灸治疗痈疽的记载，历代医籍也将艾灸作为热证的一个重要的治法。唐代《备急千金要方》进一步指出艾灸对脏腑实热有宣泄的作用，并多处对热毒蕴结所致的痈疽及阴虚内热的消渴证的火疗做了论述。由此看来，艾灸还能以热引热，将热引导出来。艾灸既能散寒又能清热，对机体失衡的状态可起到双向调节作用。

散寒除湿，宣痹止痛

《素问·阴阳应象大论》说："察色按脉，先别阴阳。"水代表寒，火代表热，阴阳的基本病理特征就是寒和热。按五行分就分为温、热、平、凉、寒。寒热是对致病因素影响人体，病因与人体相互作用后，人体所表现出的功能状态的概括，中医称为寒证、热证。若是指引起寒、热证的病因，则称为寒邪、热邪。艾叶性温，既能入阴，又能入阳，补中有通，通中能消，灸疗时释放的红外微波及烟熏能够气血双调，可使热力深达肌层，温气行血，是药效广泛的一味中药。因此，灸法具有良好的温经通络、散寒除湿、调理气血、宣痹止痛之功效。

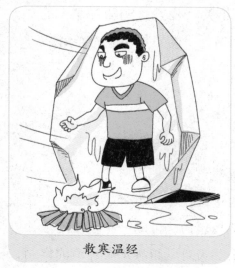
散寒温经

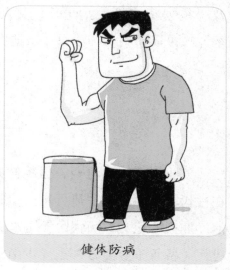
健体防病

健体保健，防病于未然

　　《黄帝内经》中一个根本的思想就是"治未病"，时至今日，"防病于未然"仍然是我们捍卫健康的一个重要思想。艾灸除了治疗作用外，还有预防疾病和保健的作用，这在古代文献中有很多记载。

　　《针灸大成》中提到，灸足三里、绝骨四处各3壮，可以预防中风。命门穴为人体真火之所在，为人之根本。关元穴、气海穴为藏精蓄血之所，艾灸这些穴可使阳气足，精血充，从而增强了身体抵抗力，病则难犯，达到预防保健之功。《扁鹊心法》中也说人要在没有病的时候，常常灸一下命门穴、关元穴、气海穴等，虽然不能长生不老，但至少可以保其长寿。民间对于温灸的看法，也有"若要身体安，三里常不干""三里灸不绝，一切灾病息"等赞誉。

　　艾灸是古代民间和宫廷都盛行的养生方法，在日本、韩国也很流行。现代人多用"针"而忽略了"灸"，古人云："针所不为，灸之所宜。""药之不及，针之不到，必须灸之。"即是对艾灸作用的肯定。

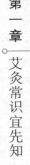

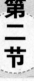

第二节　找准穴位再艾灸

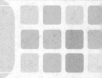

　　"腧穴不清，效多不明。"在艾灸自我养生中，需要把自身的穴位找准，才能获得更好的施灸效果。穴位是人体气血停留汇聚的地方，在气血运行中起到枢纽的作用，同时还是机体与外界相互交流的门户。通过这个门户，外界的药物、能量、信息能迅速快捷地流通到身体各处。灸疗时艾条、艾炷要对准穴位经络，药物和热量从窍而入，才能达到迅速驱病的目的。

 标志法：固定、活动标志各不同

　　标志法也叫体表标志取穴法，这是取穴最常用、最方便、最准确的方法，是利用人体体表解剖学标志来确定穴位位置的方法，可分为以下两种。

　　（1）固定标志，是指人体各部骨节、肌肉形成的凸起或凹陷、毛发、五官、指（趾）甲、乳头、脐窝等相对固定的标志，如两眉头连线中间取印堂穴，两乳头连线中间取膻中穴，肚脐正中取神阙穴，鼻子尖端取素髎穴，鼻旁5分取迎香穴，脐旁2寸取天枢穴等。

　　（2）活动标志，指人体各部的关节、肌肉、肌腱、皮肤随人体活动而出现的空隙、凹陷、皱纹等，如取曲池穴必弯曲肘关节，于横纹头处取之；取听宫穴必张口，于耳屏前方凹陷处取之；取后溪穴必握拳，于手掌横纹头取之；取耳门穴、听会穴应张口，取下关穴应当闭口；取足三里穴、阳陵泉穴应弯曲膝关节等。

 ## 骨度法：测量长短，按等寸折算

骨度分寸法，古称"骨度法"，始见于《灵枢·骨度篇》，是我国古人从长期医疗实践中总结出来的非常科学的取穴方法。骨度分寸定位法是以人体体表骨节标志测量全身各部的长度和宽度，并依此按比例折算作为取穴的标准。不论男女、老少、高矮、胖瘦，均可按照此标准测量。常用的骨度分寸以图表说明如下。

常用骨度分寸法示意图表

部位	示意图	位置与作用	折量分寸	度量法
头部	12寸 3寸 3寸	位置：前发际正中→后发际正中 作用：用于确定头部经穴的纵向距离	12寸	直
		位置：眉间（印堂）→前发际正中 作用：用于确定前发际及其头部经穴的纵向距离	3寸	直
		位置：第7颈椎棘突下（大椎）→后发际正中 作用：用于确定后发际及其头部经穴的纵向距离	3寸	直

部位	示意图	位置与作用	折量分寸	度量法
头部	（头部正面示意图，标注9寸）	位置：前额两发角（头维）之间 作用：用于确定头前部经穴的横向距离	9寸	横
	（头部后面示意图）	位置：耳后两乳突（完骨）之间 作用：用于确定头后部经穴的横向距离	9寸	横
胸腹部	（胸腹部示意图，标注9寸、8寸、5寸、12寸）	位置：胸骨上窝（天突）→胸剑联合中点（歧骨） 作用：用于确定胸部任脉穴的纵向距离	9寸	直
		位置：胸剑联合中点（歧骨）→脐中 作用：用于确定上腹部经穴的纵向距离	8寸	直
		位置：脐中→耻骨联合上缘（曲骨） 作用：用于确定下腹部经穴的纵向距离	5寸	直
		位置：两乳头之间 作用：用于确定胸腹部经穴的横向距离	8寸	横
		位置：腋窝顶点→第11肋游离端（章门） 作用：用于确定胁肋部经穴的纵向距离	12寸	直
腰背部	（腰背部示意图，标注8寸、3寸）	位置：肩胛骨内缘→后正中线 作用：用于确定背腰部经穴的横向距离	3寸	横
		位置：肩峰缘→后正中线 作用：用于确定肩背部经穴的横向距离	8寸	横

部位	示意图	位置与作用	折量分寸	度量法
上肢部		位置：腋前、后纹头→肘横纹（平肘尖） 作用：用于确定臂部经穴的纵向距离	9寸	直
		位置：肘横纹（平肘尖）→腕掌（背）侧横纹 作用：用于确定前臂部经穴的纵向距离	12寸	直
下肢部		位置：耻骨联合上缘→股骨内上髁上缘 作用：用于确定下肢内侧足三阴经穴的纵向距离	18寸	直
		位置：胫骨内侧髁下方→内踝尖 作用：用于确定下肢内侧足三阴经穴的纵向距离	13寸	直
		位置：股骨大转子→腘横纹 作用：用于确定下肢外后侧足三阳经穴的纵向距离（臀沟→横纹，相当于14寸）	19寸	直
		位置：腘横纹→外踝尖 作用：用于确定下肢外后侧足三阳经穴的纵向距离	16寸	直

第一章　艾灸常识宜先知

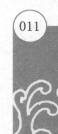

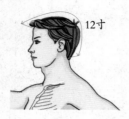
12寸

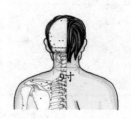
9寸

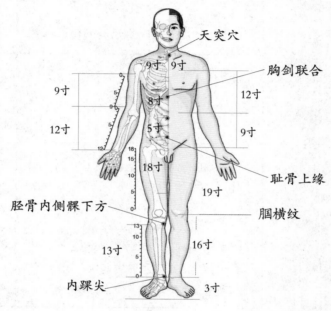

天突穴

胸剑联合

9寸 9寸

9寸 12寸

8寸 9寸

5寸

18寸 19寸

耻骨上缘

胫骨内侧髁下方 腘横纹

13寸 16寸

内踝尖 3寸

指寸法：患者本人手指测量定穴

指寸法又称"手指同身寸法"，以患者手指的长短、宽窄为依据定穴，此法只限于自身使用，不能用在其他人身上。本法种类很多，各有一定的适用范围。

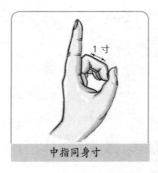
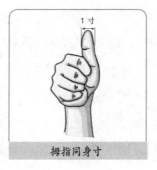
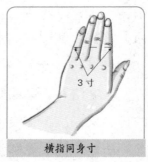

| 中指同身寸 | 拇指同身寸 | 横指同身寸 |

（1）中指同身寸：以患者的中指中节屈曲时手指内侧两端横纹头之间的距离看作1寸，可用于四肢部取穴的直寸和背部取穴的横寸。

（2）拇指同身寸：以患者拇指指关节的宽度作为1寸，主要适用于四肢部的直寸取穴。

（3）横指同身寸：让患者将示指、中指、环指和小指四指并拢，以中指中节横纹处为准，四指横量作为3寸。本法多用于下肢、下腹部的直寸和背部的横寸取穴。

运用指寸定位法时，首先，应注意不同的指寸有其不同的运用范围，不能以同一种指寸遍用于周身。其次，必须在骨度分寸法的基础上运用指寸法，当两者出现抵触时，应以骨度分寸法为准。

 ## 经验法：实践中积累的取穴法

经验法是人们在长期实践中积累的取穴法，此法简便易行。如直立垂手，中指指端即为风市穴；两手虎口自然平直交叉，在示指指端即为列缺穴；两耳尖直上与头顶正中线交点就是百会穴；拇指向示指并拢，虎口处肌肉隆起最高点就是合谷穴；屈膝，掌心盖住膝关节髌骨，手指垂直向下（示指紧靠在小腿胫骨前嵴外缘），中指尖所达之处就是足三里穴；屈肘时的肘横纹外侧端后5分处就是曲池穴；在足背屈时足背与小腿交界处的两筋之间就是解溪穴；等等。

此外，这里再介绍一种通过"找反应"的方式来寻找穴位的方法。经络和人体的脏腑相表里，身体有异常，穴位就会出现相应的各种反应。在知道大体部位的情况下，寻找穴位位置的一个重要的方法就是找压痛感，即用手指的指腹略微重压，身体就会有疼痛感，比如肝胆疾患，在期门穴、日月穴有压痛，肠道疾患在天枢穴有压痛等。或者穴位较浮于体表的话，往往会在触摸的时候，有一种硬结的感觉。还有一个比较明显的表现就是色素沉淀，出现类似黑痣和黑斑的外在特征。当然，如果和周围的皮肤具有明显温差的话，往往也说明你找对了位置。痛点或者结节点的出现，多是由于经络阻滞，造成缺氧。正是利用这样的一种反应，从而找到了对应的穴位。需要注意的是，按压这些痛点不要太过了，而应采取一个由轻缓到重急的渐进方式，否则会影响健康。

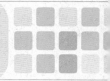

艾灸的疗法有很多种，操作起来也较简单，但最简便易行的是艾卷灸。其主要施灸理论是利用艾的纯阳温热之性，以穴位或经络为载体，实现温经散寒、升阳举陷、祛湿止痛等多项养生保健功能。具体包括性情温和的艾条灸、直接充足的艾炷灸、名目繁多的隔物灸等。

 艾条灸：治疗多种虚寒性的疾患

艾条灸又称为艾卷灸，是用棉纸将艾绒包紧、裹好，制成长圆筒状，将其一端点燃后，对准所需部位进行熏灼的一种方法。艾条灸法主要分为以下几类。

1.温和灸

温和灸是将艾条的一端点燃，对准施灸部位，距皮肤3~5厘米进行熏灸。固定于应灸之处，不要移动，一般每穴5分钟左右，使患者局部有温热感而无灼痛感，以皮肤稍呈红晕为度。

此灸法具有温通经脉、散寒祛邪的作用，适用于一切虚寒证，如风寒湿痹及相关慢性病。

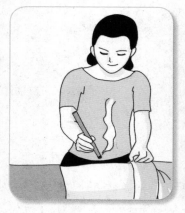

施灸时对于昏厥、局部知觉减退者和小儿，施术者可将示指、中指两指置于施灸部位两侧，这样可以通过施术者手指的感觉来测知患者局部受热程度，便于及时调节施灸距离及时间，防止烫伤。

2. 雀啄灸

雀啄灸就是将艾条燃着的一端悬置于施灸部位之上，将艾条点燃的一端对准穴位，像鸟啄食一样，一上一下活动施灸。一般可灸5~15分钟，以局部皮肤呈红晕为度。

此灸法具有温阳起陷和兴奋的作用，适用于灸治昏厥、胎位不正、各种儿童疾病、内脏疾病等症。

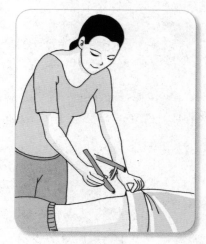

施灸时艾火不得接触皮肤，以灸至局部出现温热潮红为度。

3. 回旋灸

回旋灸就是将艾条的一端点燃，在距离施灸部位3厘米左右的距离，往复回旋施灸，一般灸20~30分钟。以局部皮肤出现温热潮红为度。

此灸法具有消散的作用，还对经络、气血的运行起到促进作

怎么灸不生病　生了病怎么灸

016

用，适用于较严重的风湿痛、软组织损伤、皮肤病等症。

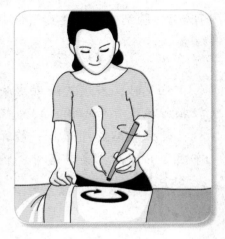

注意事项

施灸时，对于体质强壮者，灸量大些；对于久病、体质虚弱、老人、小儿，灸量宜小些。

艾炷灸：适用于虚寒证

艾炷灸施灸时所燃烧的锥形艾团称艾炷，常分直接灸与间接灸两种。直接灸主要分为化脓灸和非化脓灸。

1. 化脓灸

化脓灸又称瘢痕灸，是直接灸的一种。具体操作：先摆正体位，选好穴位，并涂敷蒜汁或凡士林，以增加黏附作用和刺激作用。用黄豆大或枣核大的艾炷直接放到穴位上施灸，一般每穴每次灸3~6壮①。

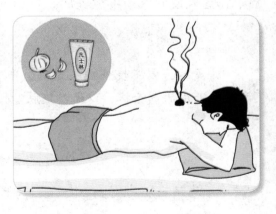

①壮是艾灸中的一个重的计量单位，每点燃1个艾炷实施1次艾灸称为灸了一壮。

此灸法具有改善体质、增强抵抗力的作用，适用于哮喘、慢性胃肠炎、肺结核、慢性支气管炎、高血压、卒中等症。

施灸时，当燃艾烧近皮肤，患者感到灼痛时，施术者可轻轻拍打施灸部位四周，以减轻疼痛。待灸至预定壮数后，可在施灸部位敷贴灸疮膏或一般膏药，用消毒纱布盖好，然后用胶布固定，以防感染。另外，糖尿病、皮肤病及身体虚弱者禁用此灸法。

2. 非化脓灸

非化脓灸又称无瘢痕灸，也是直接灸的一种，就是在选好穴位的皮肤上涂些凡士林或石蜡、甘油，使艾炷易于黏附固定，然后先用中火艾炷直接放在穴位上黏固，再从上端点燃施灸，一般灸3~7壮，以局部皮肤出现红晕、无烧伤、患者自觉舒适为度。

此灸法适用于哮喘、晕眩、慢性泄泻等一般性虚寒病轻证和疖癣、湿疹及皮肤久溃不愈等症。

施灸时，以不烧伤皮肤为度，多选用中、小艾炷。灸治完毕后，可用油剂涂抹，以保护皮肤。

隔姜灸：虚寒性疾病皆可以此施治

隔姜灸，是间接灸的一种，即将鲜姜切成0.2～0.3厘米厚的薄片，用针在中间扎些小孔，放在穴位上，上面再放艾炷点燃施灸。

当患者感到疼痛不可忍耐时，可将姜片稍稍向上提起，稍停片刻后放下再灸。

隔姜灸具有解表散寒、温中止呕的作用，可用于外感表证，虚寒性呕吐、腹泻、腹痛、痛经、阳痿、遗精、胃脘冷痛、风寒湿痹、肾虚腰痛等症，凡虚寒性疾病皆可以此疗法治之。

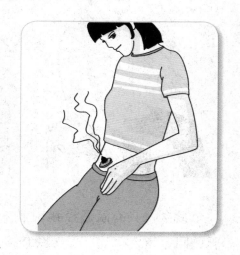

注意事项

使用本法时，艾炷不宜太大，排列不宜过近，不要施灸太过，以局部皮肤潮红为度，以免烫伤。

此外，与隔姜灸疗法大同小异的还有"隔蒜灸""隔葱灸""隔盐灸""附子灸""花椒灸""黄蜡灸""硫黄灸""药捻灸"等，主治病症亦相差无几。

 温针灸：温经散寒，据病选穴施治

温针灸是针刺与艾灸相结合的一种治病方法。具体操作：先取长度在4.5厘米以上的毫针，刺入穴位得气后，保留一定深度，于针柄上或裹以纯艾绒的艾团，或取约2厘米长之艾条一段，套在针柄之上，无论艾团、艾条段，均应距皮肤2～3厘米，再从其下端点燃施灸。直到艾绒燃尽，使热力通过辐射和针身的传导经穴位穿透人体内，以达到治疗目的。待艾绒烧尽，除去残灰，再换上新艾料灸，一般可更换1~3次，使针下有温热感即可。

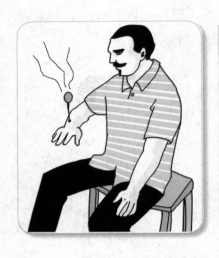

注意事项

施灸时，捻裹温针的艾团宜小、宜紧，表面要光洁，可预先用硬纸剪成圆形纸片，并在中心剪一小缺口，置于针下穴区。建议使用银针，因其导热性能强，尽量避免艾团在燃烧过程中散落或火星脱落，烫伤皮肤。

此灸法具有温通经脉、宣畅气血的作用，适用于寒凝气滞、经脉闭阻、寒湿痹痛、关节酸痛冷麻等为主的一类疾病，以及形体虚寒、便溏腹胀等症。

 灯火灸：多用于惊风、昏迷等急症

灯火灸，又名灯草灸，为非灸法的一种。它是将灯芯草蘸油点燃后，快速对准穴位焠灸。具体操作：取9～12寸长的灯芯草，或用纸绳蘸香油或其他植物油少许，约浸透3厘米长点着起火苗，快速对准选好的穴位，猛一接触，听到叭的一声迅速离开，即为成功。如无响声，应重复施灸1次。

此灸法有疏风解表、行气化痰、清神止搐的作用，适应于急性腮腺炎、小儿惊风、流行性腮腺炎、腹泻、麻疹等急性病症，也可用于胃脘痛、腹痛等症。

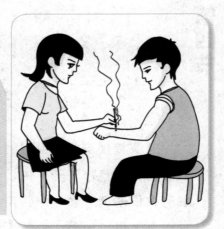

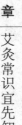

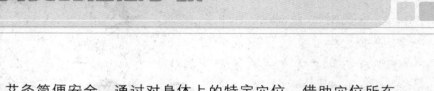 艾灸的注意事项

　　艾灸简便安全，通过对身体上的特定穴位，借助穴位所在的经络将阳气输注于体内，调和体内阴阳，对全身大多数疾病都有很好的调理和治疗作用，尤其对身体的亚健康状况有很好的改善效果。但是，由于人的体质、健康状况等不同，以及全身穴位的不同，艾灸也需要掌握施灸的原则、时间、顺序、禁忌等。

 掌握艾灸疗法的补泻原则

　　病有轻重，体有强弱，人有大小，故艾灸刺激之强度，应视患者具体情况而定，当分强中弱。所谓的强刺激，是指艾炷为大炷，捻成硬丸，12～15壮；所谓的中刺激，是指艾炷为中炷，捻成中等硬丸，7～10壮；所谓的弱刺激，是指其艾炷为小炷，宜松软而不紧结，3～5壮。

　　施灸时，需采取何种施灸手法，需辨证而定。虚证宜补，用弱刺激；实证宜泻，用强刺激；虚实夹杂证宜平补平泻，用中刺激。因此，施灸手法很重要，是达到治病宜补宜泻之关键。

1. 艾灸施补

点燃艾炷后，不吹其艾火，待其慢慢燃尽自灭，火力缓而温和，且时间较长，壮数较多，灸毕要用手按其施灸部位，使灸气聚而不散。如用艾条灸，可取用雀啄灸弱刺激，每穴灸1～2分钟，或温和灸、回旋灸3～5分钟，以促进机体生理功能，解除过度抑制，引起正常兴奋。

2. 艾灸施泻

点燃艾炷后，连吹旺火，促其快燃，火力较猛，快燃快灭，当患者感觉灼烫时，即迅速更换艾炷再灸，灸治时间较短，壮数较少。灸毕不按其穴，使邪气易散。若用艾条灸，可选用温和灸或回旋灸，每穴每次灸10分钟以上的强刺激，以达镇静的作用，促进正常抑制。

 把握艾灸的时间选择

一般施灸没有固定的时间，任何时间都可以，早上、晚上、饭前、饭后都行，只是饭前不要太饿，饭后不要太饱，进餐后30～60分钟即可。

慢性病的灸疗，前三天最好每天灸1次，以后每间隔一日或两日再灸一次，连续灸治1～3个月为1个疗程，时间长者甚至可长达半年或一年以上。如果是急性病的灸疗，发作期间可灸一两次，等病情缓解之后即可停止，没必要硬性规定治疗的时间和次数。如果是养生保健的灸疗，则可每月灸3～5次，不受时间限制，长

第一章 艾灸常识宜先知

023

期坚持效果更好。一般艾灸的时间因年龄而定，或以个人具体情况灵活掌握为宜，少年儿童和老人艾灸的时间要短些。

艾灸时间的选择除了考虑病症和年龄外，还应考虑天时和地理因素，如冬天或北方气候比较寒冷时，艾灸时间宜稍多或长些，而夏天或南方气候偏于温暖时，艾灸时间可稍少或短些。病在浅表灸量要小，病在深处灸量要大。所取穴位皮肉薄浅者，宜以小灸量，皮肉厚实者，宜以大灸量。如果以身体部位来定，四肢和腰背部可多一些；头面部、胸部可少一些。

另外，艾灸讲究节气灸，因为在节气时候是人身体内阴阳交替的时间，使用艾灸会起到事半功倍的效果。

 选择艾灸的材料及施灸顺序

1. 选择艾灸的材料

艾疗的材料以艾草为主。此外，针对不同的情况，为了达到更好的效果，还可用灯芯草、硫黄、黄蜡、桑枝、桃枝、白芥子、蓖麻子、斑蝥等材料配合使用。艾灸最主要的材料就是艾草，如何选择最适于艾灸的艾草呢？好的艾草还要从它的原料艾绒和艾条选起。

（1）选择艾绒的要点如下。

 绒 　　选择绒体以柔软细腻为好，如果里面有较多枝梗或其他杂质就不好了。另外，可以从艾绒中取出一小撮，用拇指、示指和中指捏一捏，能成形为好。

色	最好选择土黄色或金黄色艾绒。
味	好的艾绒气味芳香，不刺鼻，如果闻起来有青草味就是当年艾。当年艾效力没有陈艾好，自古就有"七年之病，求三年之艾"之说。
烟	好的艾烟淡白，不浓烈。如果将点燃的一头朝下，烟雾中往上有缭绕的样子。

（2）选择艾条的要点如下。

形	艾条整体比较结实为好。如果艾条松软，可能是工艺不过关，艾叶质量不好。
火	好艾条火力柔和不刚烈，弹掉艾灰，看上去是红透的样子。用手掌离2厘米左右试火力，应该感受到热气熏烤，而不是火苗烧灼的感觉。这样的艾条渗透力大，灸感强，疗效好。

2. 施灸的顺序

人体是一个有机的整体，各个脏器之间互有联系，某一器官发生疾病，往往会影响其他器官的正常功能。所以在施灸时，应注意施灸的顺序，以便使身体各器官保持最佳的协调状态。

如果灸的穴位多且分散，施灸的顺序临床上一般是：先阳后阴，先灸背部再灸胸腹；先上后下，先灸头胸再灸四肢；先少后多，先小后大，即先灸艾炷小者再灸大者，壮数递增。

按这种顺序进行，取其从阳引阴而无亢盛之弊。若不按这种顺序施灸，先灸下部，后灸头部，患者可能会出现口干咽燥、头面烘热等不适感。

当然，临床施灸应结合患者实际病情而灵活应用。如脱肛施灸，就可以先灸长强穴以收肠，再灸百会穴以举陷。

 ## 施灸的壮数因人因病而不同

灸疗选择艾或其他穿透力较强的药物，这样能够在温热的作用下，让药力快速进入体内。而且灸疗的部位正是人体内部的门窗，可以在最快的时间，以最短的距离直达部位。所以灸疗绝不是单纯的熏灼，艾灸疗效是经络穴位、药草渗透、温热效应三效合一而取得的成果。

如果艾灸是一个简单的火热熏灼，而无艾草等药物的配合，则皮肤表面虽有灼痛之感，但无药物渗透入里之效。同样，如果艾灸只是稍稍温热，而没有一定强度的热量刺激，只会表热里不热，就会出现古人所说的"灸不三分，是谓徒冤"，白吃苦头而起不到应有的效果。《医中金鉴》中有"凡灸诸病，必火足气到，始能求愈"的记载，由此可见，艾灸取得疗效的关键是穴位、草药、温热，三个条件缺一不可。

每燃1个艾炷，称为1壮。艾炷以壮计数，是以壮年人为标准的意思。现实中施灸的壮数，可根据疾病的性质、病情的轻重、体质的强弱、年龄的大小以及治疗部位的不同而定。具体来说有如下几点。

1. 病情不同，施灸壮数不同

在施灸时，应结合病情，对沉寒痼冷、元气将脱等症，宜多灸壮数，一般以10~15壮为度；对外感风寒者壮数宜稍少，一般以5~10壮为度。对急性病每日可灸2次或3次，对慢性病每3~5日灸1次即可。对于营养不良者，所用艾炷宜小，壮数适中，绝对禁忌大炷。

2. 体质不同，施灸壮数不同

凡青少年、初病体质者，所用艾炷宜大，壮数宜多；老人及久病体弱者，所用艾炷宜小，壮数宜少；小儿与衰弱者，炷如雀粪，以5~10壮为度；成人灸炷如米，以5~10壮为度。灸穴以5穴或7穴为适当，否则灸炷过多，反易发生疲劳。

3. 男女有别，施灸壮数不同

男子灸炷之壮数可以稍多，普通男子适应力较女子为大，故女子之壮数宜稍少。

4. 部位不同，施灸壮数不同

在肌肉丰厚的腰背、臀腹、臂等处宜大炷多灸；在肌肉浅薄的头面、颈项、四肢末端宜小炷少灸。

 ## 艾灸必知的9个要点

艾灸施灸的效果跟患者施灸前后的生活细节、施术者的专业水平紧密相关，那么，以艾灸为切入点，需要做哪些细致的工作呢？归结起来主要有以下几个方面需要注意。

（1）要专心致志，耐心坚持。施灸时要注意思想集中，不要在施灸时分散注意力，以免艾条移动无法对准穴位，影响效果。对于养生保健灸，则要长期坚持，偶尔灸是达不到预期效果的。

（2）要注意体位、穴位的准确性。体位，一方面要适合艾灸的需要，另一方面要注意体位舒适、自然，要根据处方找准部位、穴位，以保证艾灸的效果。

（3）要注意防火。施灸时，因火星、火灰掉落很容易灼烧衣服等。因此，要及时除去艾灰，防止落火；用艾条灸后，可将艾条点燃的一头塞入直径比艾条略大的瓶内或放入盛少量水的容器内，以利于熄灭。

（4）要注意保暖和防暑。因施灸时要暴露部分体表部位，在冬季要注意保暖，在夏天高温时要防中暑，同时还要保持室内空气流畅。

（5）要防止感染。化脓灸或因施灸不当，局部烫伤可能起疱，产生灸疮，一定不要把疮弄破，如果已经破溃感染，要及时使用消炎药。

（6）掌握施灸的程序。大多数穴位在人体都有两个，温灸时要先灸左后灸右；如果灸的穴位多且分散，应按先背部后胸腹、先头身后四肢的顺序进行。

（7）注意施灸的时间。有些病症必须注意施灸时间，如失眠要在临睡前施灸，不要饭前空腹时或在饭后立即施灸。

（8）要循序渐进。初次使用灸法要注意掌握好刺激量，先小剂量或灸的时间短一些，以后再加大剂量，不要一开始就大剂量进行。

（9）防止晕灸。晕灸虽然罕见，但在施灸中，若患者突然出现头晕、眼花、恶心、心慌出汗、颜面苍白、手冷脉细、血压降低甚至眩晕等症状时，应视为晕灸，应立即停止灸治。并让患者平卧，再温和灸其足三里穴约10分钟即可平复。

艾灸的"雷区"不可不知

　　艾灸疗法的适用范围十分广泛。此疗法有温阳补气、温经通络、消瘀散结、补中益气的作用，能治的疾病甚多，但也有其禁忌的病症、禁灸的部位。了解艾灸疗法的禁忌证，才能更好地为健康服务。

华佗《中藏经》指出："阴气不盛，阳气不衰，勿灸。不当灸而灸，则使人重伤经络，内蓄炎毒，反害中和，至于不可救……"一方面，由于艾灸以火熏灸，施灸不注意有可能引起局部皮肤的烫伤；另一方面，施灸的过程中要耗伤一些精血，所以有些部位或有些人是不能施灸的，如极度疲劳、过饥、过饱、醉酒、大汗淋漓者忌灸，女性经期除了治疗妇科疾病一般不宜施灸等，这些就是施灸的禁忌。具体来说，主要包括以下3个方面。

（1）禁忌病症：伤寒、赤痢、麻疹、鼠疫、天花、白喉、脑脊髓膜炎、猩红热、丹毒、恶性肿瘤、急性阑尾炎、心脏瓣膜炎、急性腹膜炎、传染性皮肤病、肺结核末期、高度贫血症。

（2）禁忌部位：皮薄、肌少、筋肉结聚处、大血管附近、心脏部位、睾丸、乳头、阴部及妊娠女性的腰骶部、下腹部等；颜面部不宜直接灸，以防形成瘢痕，影响美观；关节活动部位亦不宜用化脓灸（瘢痕灸），避免化脓、溃烂，不易愈合。

（3）禁忌穴位：睛明穴、瞳子髎穴、人迎穴、委中穴。

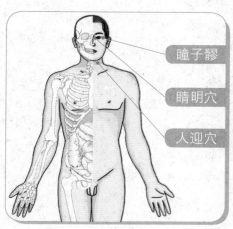
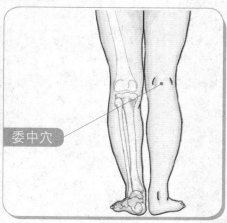

瞳子髎
睛明穴
人迎穴
委中穴

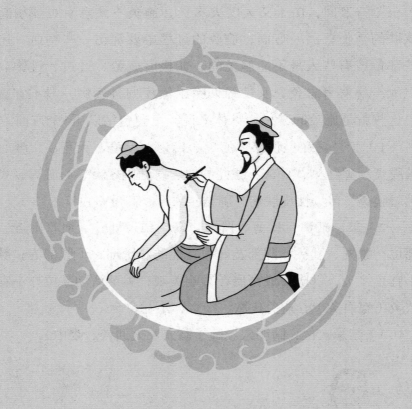

第二章

灸除寒湿百病消

中医讲究"天人合一"，人的健康应该随时得到天地之气的滋养，但现代人的生活与自然越来越远，得不到天地之气的补充，人的元阳入不敷出，于是就越来越虚。再加上现代人运动少，夏天把空调开得很低，穿薄薄的职业装、露脐装，喝冰镇饮料，冬季吃反季节的水果……就会阻塞经络，使气血循环不畅。总之，寒湿、气滞、元阳虚是现代人的通病。而艾灸既能发挥艾草的纯阳之性，又具备灸通经络的作用，药力加火性是很多病的克星。

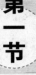 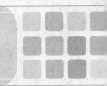
驱寒温阳怎么灸

艾草性纯阳，具有起死回生、温经通络之神效。艾灸能补益人体的元气，驱寒温阳，对治疗寒邪、阳虚有奇效，对健康人也有通经舒络、促进血液循环、增强人体新陈代谢、完善人体免疫力的作用。再加上其使用上的安全、简便、价廉，艾灸逐渐走进千家万户，成为人们的必备保健品。

 灸神阙穴：温阳救逆，通神气行"门户"

神阙穴即人们日常所说的肚脐眼，位于腹部中央，是循行于人体前面正中线任脉上的要穴。"神"是尊、上、长的意思，指父母或先天。"阙"是牌坊的意思。"神阙"意指这个穴位是先天或前人留下的标记。

任脉循行于胸腹正中线，上连心肺，中经脾胃，下通肝肾，脐为任脉经气的汇聚之处，奇经八脉的任、带、冲脉都从脐部循行而过，五脏六腑的心肺、脾胃、大小肠、膀胱、子宫等都和它有着密切的联系。小腹居于下焦的阴寒之地，为阴中至阴，如果饮食生冷或者腹部受凉，就会引起胃痛、胃胀、便秘、腹泻、手足发凉、小便清频、月经不调、痛经、闭经等多种病症，因此神阙穴的保健是防病养生的重中之重。

胎儿在母体子宫里的时候，脐是吸收营养的通道，出生后是外界连接体内的门户。脐的表皮角质最薄，最易于药物的渗透吸收，是艾灸的最佳场所。艾灸神阙穴可以驱寒回阳，培补元气，激发人体的自愈功能，对阳气不足、四肢发凉、畏寒怕冷以及风湿病、五更泻、男科及妇科等病症疗效神奇。

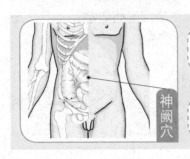

神阙穴

【经穴定位】在腹中部，脐中央。

【简易取穴】位于肚脐正中央处即是。

【功效主治】回阳救逆，驱寒补虚。适用于治疗中风虚脱、四肢厥冷、形惫体乏、小便不禁等症。

【施灸指导】隔盐灸7~15壮，或艾条回旋灸10~15分钟。

 灸大椎穴：益气壮阳，驱寒"小火炉"

大椎穴古称百劳穴，"大"是多的意思；"椎"是锤击之器也。此指穴内的气血物质为实而非虚也。该穴名意指督脉陶道穴传来的充足阳气以及手三阳经、足三阳经外散于背部阳面的阳气，穴内的阳气充足满盛如椎般坚实，故名。人的身体以背部近头颈部阳气最盛，为阳中之阳，而大椎穴是这阳中之阳的重要之穴。同时，大椎穴属督脉腧穴，为手三阳经、足三阳经与督脉的交会穴，所以艾灸大椎穴，能够贯通手足各条阳经之气，既清热解毒，又通阳活血；既能治各种热证、阳证、实证，驱邪外出，又能治各种寒证、

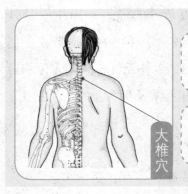

大椎穴

【经穴定位】在后正中线上，第7颈椎棘突下凹陷中。

【简易取穴】低头，位于颈背交界椎骨高突处，椎体下缘凹陷处即是。

阴证、虚证，强壮身体，提高机体免疫功能。

【功效主治】清热解表，通阳活血，消炎止痛。适用于治疗热病、咳嗽、喘逆、骨蒸潮热、五劳虚损、七伤乏力、中暑、项强、肩背痛等症。

【施灸指导】艾条温和灸，每天1次，每次15~20分钟。

 ## 灸足三里：疏风化湿，调节人体免疫力

足三里穴是足阳明胃经的主要穴位之一，有很强的补气作用，是人体保健的要穴。它属于胃经，是调养脾胃的大穴。该穴名意指犊鼻穴传来的地部经水，至本穴后，散于本穴的开阔之地，经水大量气化上行于天，形成一个较大的气血场，如三里方圆之地，故名。

中医学认为，脾胃是后天之本，气血生化之源，对五脏六腑有充养作用。刺激具有调补脾胃作用的足三里穴，可以祛风除湿，消积化滞，疏经通络，补脾健胃，补益气血，扶正培元，达到保健防病、强身健体、延年益寿的目的。足三里穴也是保健艾灸的常用穴位，"若要身体安，三里常不干"，常灸足三里穴可以激发体内经气流动，益寿强身，对肠胃、心血管系统疾病有防治作用。尤其是

每年的冬至、夏至期间艾灸，可以强身健体，祛病延年，使人精神焕发，精力充沛。

【经穴定位】在小腿前外侧，当犊鼻下3寸，距胫骨前缘1横指。

【简易取穴】站直弯腰，同侧虎口围住髌骨上外缘，其余四指向下，中指指尖处即是。

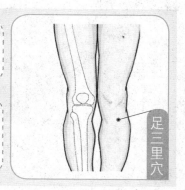
足三里穴

【功效主治】通络回阳，健脾和胃。适用于治疗胃痛、呕吐、噎嗝、腹胀，泄泻、便秘等症。

【施灸指导】艾条回旋灸，每天1~2次，每次15~20分钟。

 灸太阳穴：解表清热，清肝明目的辅助穴

太阳穴为经外奇穴，"太"，形容词，高、大、极、最；"阳"，阴阳之阳。头颞部之微凹陷处，俗称太阳，穴在其上，故名。太阳穴是颅顶骨、颧骨、蝶骨及颞骨的交会之处，称为"翼点"。此处是颅骨骨板最薄、骨质最为脆弱的部位，也是血管、神经较为丰富且相伴行之处。艾灸太阳穴可辅助治疗各种原因引起的头痛，提神醒脑，缓解紧张、焦虑、抑郁、失眠，同时对眼睛也有很好的保健效果。

【功效主治】回阳通络，祛风活血。适用于治疗偏正头痛、神经血管性头痛、三叉神经痛、目赤肿痛、视神经萎缩等症。

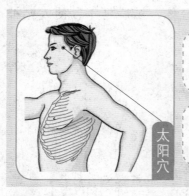

【经穴定位】在颞部，当眉梢与目外眦之间，向后约1横指的凹陷处。

【简易取穴】眉梢与目外眦连线中点向后1横指，触及一凹陷处即是。

【施灸指导】艾条温和灸。每天1次或疼痛时灸，每次5~10分钟。

灸印堂穴：祛风活络，畅达气机驱寒邪

印堂穴是经外奇穴，"印"泛指图章；"堂"是庭堂的意思。本穴所在处是古人印染装饰的地方，故名。印堂穴是足太阳膀胱经、足阳明胃经和督脉汇集之处。膀胱经主宰人体的阳气，胃经主宰气血，督脉总司人体一身之阳。印堂穴汇集了人的阳气、血气，所以它的状况好坏与人的健康息息相关。印堂穴是人体健康的晴雨表，当人身体欠佳时，印堂穴黯淡无光，此时，艾灸印堂穴可以醒

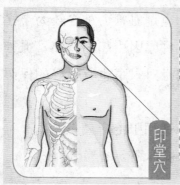

【经穴定位】位于人体前额部，当两眉头间连线与前正中线之交点处。

【简易取穴】位于前额，两眉头间连线与前正中线交点处即是。

脑明目，通鼻开窍。

【功效主治】除寒开窍，回阳醒脑。适用于治疗头痛、头晕、鼻炎、目赤肿痛、三叉神经痛等症。

【施灸指导】艾条温和灸。每天1次，每次5分钟。

灸风池穴：畅通气血，风邪的"屏障"

　　风池穴为足少阳胆经上的穴位，为治风病之要穴。"风"指穴内物质为天部的风气；"池"指屯居水液之器也，指穴内物质富含水湿。该穴名意指脑空穴传来的水湿之气，至本穴后，因受外部之热，水湿之气胀散并化为阳热风气输散于头颈各部，故名。"风为百病之长"，风池穴对于抵御和排出风寒外邪有着不可替代的重要作用。它可以祛风散寒，疏通经络，治疗各种感冒、头痛、鼻塞等感受外邪引起的疾病，容易感冒的人经常艾灸风池穴是预防感冒简便易行的好方法。经常保持一个姿势不动易患颈椎病，经常按揉或艾灸风池穴可以宣畅经气，舒筋活络，对颈椎病、颈项强直、疼痛等症有很好的预防作用。

【功效主治】驱寒解毒，平肝熄风。适用于治疗头痛、眩晕、颈

【经穴定位】在项部，当枕骨之下，与风府穴相平，胸锁乳突肌与斜方肌上端之间的凹陷处。

【简易取穴】位于后头骨下缘，两条大筋外缘陷窝中，与耳垂平行处即是。

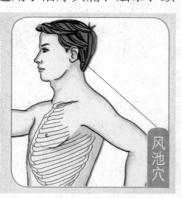

风池穴

项强痛、目赤痛、卒中、口眼歪斜、感冒等症。

【施灸指导】艾条温和灸。每天1次，每次5分钟。

灸合谷穴：清热除湿，五官科的"圣药"

合谷穴又称虎口，内通于胃，属手阳明大肠经的原穴。"合"是汇聚的意思，"谷"是两山之间的空隙。该穴名意指三间穴传来的大肠经气血在本穴处汇聚，汇聚之气形成强大的水湿云气场，故名。合谷穴能补能泻，是治病保健的重要穴位，可以祛风散寒，疏通经络，开窍醒神。中医有"面口合谷收"的说法，意思就是头面部的病症取合谷穴，艾灸合谷穴对感冒发烧、各种头痛、鼻炎、牙痛、中风不语、口眼歪斜、神昏、嗜睡都有很好的效果。需要注意的是，怀孕期间是禁用合谷穴的，因为合谷穴配合三阴交穴有催产的作用，可以治疗滞产。

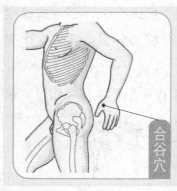

合谷穴

【经穴定位】在手背，第1、第2掌骨间，当第2掌骨桡侧的中点处。

【简易取穴】以一手的拇指指间关节横纹，放在另一手拇指、示指之间的指蹼缘上，当拇指尖下即是。

【功效主治】驱寒活络，清热解表，镇静止痛。适用于治疗头痛、目赤肿痛、鼻出血、牙痛、昏迷、口眼歪斜、耳聋、疟腮、咽喉肿痛、手腕痛、上臂痛、肩背痛等症。

【施灸指导】雀啄灸。每天1次，每次10分钟左右。

除湿化痰怎么灸

中医学认为，湿邪有两种，一种是外湿，另一种是内湿。外湿多因气候潮湿、涉水淋雨、居处潮湿所致。内湿则多由过度嗜酒或过食生冷，以致寒湿内侵脾阳失运，湿自内生，如经常喝冰镇啤酒、冷饮等导致脾阳受伤，致使湿气加重。总之，无论哪种湿邪，都会使人出现食欲缺乏、腹满腹胀、精神萎靡等湿浊内盛的症状。而艾灸对祛除湿邪有很好的效果。

 灸三阴交穴：调肝补肾，还可健脾除湿

"三阴"是足三阴经的意思；"交"是交会的意思。该穴名意指脾经提供的湿热之气，肝经提供的水湿风气，肾经提供的寒冷之气，三条阴经气血交会于此，故名。三阴交穴为足太阴、少阴、厥阴三条经脉的交会穴，是脾经、肾经、肝经三条阴经的交会处，是保养阴血的关键穴位。

中医学认为，人的五脏六腑是相互联系的，一脏或者一腑出现问题往往殃及其他脏腑，所以，中医养生、治病讲究整体观。肾与肝和脾就有着紧密的联系。脾化生气血，统摄血液，肝藏血行气，肾藏精，精血之间相互化生，三阴交穴虽归属于脾经，但因为和另外两条经脉的特殊关系，所以经常艾灸三阴交这个穴位，可健脾益血，调肝补肾，对脾、肾、肝三经病变及多种男科、妇科病症都有广泛的治疗作用。需要注意的是，怀孕期间是禁用三阴交穴的，因为三阴交穴配合合谷穴有明显的催产作用，但难产就非常适合了。

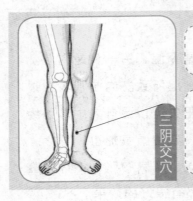

【经穴定位】在小腿内侧，当足内踝尖上3寸，胫骨内侧缘后方。

【简易取穴】正坐，把除大拇指外的其余四指并拢，小指下缘紧靠内踝尖上，示指上缘所在水平线与胫骨后缘的交点就是。

【功效主治】益肝肾，健脾胃，化瘀痰。适用于治疗肠鸣腹胀、泄泻、月经不调、带下、阴挺、不孕、滞产、遗精、阳痿、遗尿等症。

【施灸指导】温和灸。每天1次，每次15分钟。

 ## 灸地机穴：健脾渗湿，防治泌尿生殖病

地机穴是足太阴脾经上的穴位，为脾的机要之处。"地"，脾土也；"机"，机巧、巧妙也。该穴名意指漏谷穴传来的降地之雨，挟脾土微粒亦随雨水的流行而运化人体各部，脾土物质的运行巧妙，故名。本穴能健脾渗湿，调经止带，艾灸地机穴可防治生殖系统病症，对治疗痛经的疗效最突出。

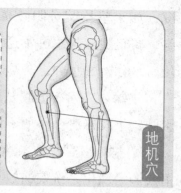

【经穴定位】在小腿内侧，当内踝尖与阴陵泉穴的连线上，阴陵泉穴下3寸。

【简易取穴】在足内踝尖与阴陵泉穴间连线，由阴陵泉穴向下4横指处即是。

地机穴

【功效主治】调经止带，健脾渗湿。适用于治疗胃痉挛、腹痛、泄泻、小便不利、水肿、月经不调、痛经、功能性子宫出血、遗精等症。

【施灸指导】艾条回旋灸。每天1次，每次10分钟。

 灸阴陵泉穴：健脾祛湿，调治消化系统疾病

　　阴陵泉穴为足太阴脾经之合穴，为治湿的要穴。"阴"，水也；"陵"，土丘也；"泉"，水泉也。该穴名意指地机穴流来的泥水混合物，水液溢出，脾土物质沉积为地之下部翻扣的土丘之状，故名。长时间的站立，很多人会出现下肢水肿、不舒服的情

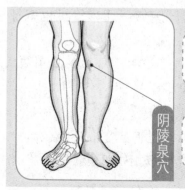

阴陵泉穴

【经穴定位】在小腿内侧，当胫骨内侧髁后下方凹陷处。

【简易取穴】从膝关节内侧向下摸，至胫骨内侧髁下缘凹陷处即是。

况，如果坚持艾灸阴陵泉穴，可以清利湿热，健脾理气，通经活络，减轻腿部的水肿不适，还可利小便。正如《百世赋》云："阴陵、水分，去水肿之脐盈。"

【功效主治】健脾祛湿，温热消炎。适用于治疗腹胀、泄泻、水肿、下肢麻痹、小便不利或失禁、膝痛等症。

【施灸指导】艾条温和灸。每天1次，每次10分钟。配合足三里穴调治消化系统疾病效果更佳。

灸中脘穴：化湿和中，降逆止呕效果好

"中"指本穴相对于上脘穴、下脘穴二穴而为中也；"脘"是空腔的意思。该穴名意指任脉上部经脉的下行经水，至本穴后，经水继续向下而行，如流入任脉下部的巨大空腔，故名。中脘穴是胃的募穴，六腑之会穴，胃的经气汇聚于此，是消腐水谷的根源，最能反映胃的运化功能。若胃的受纳出现障碍，就会影响人的消化、吸收、代谢等功能。胃和十二指肠的疾病，如胃痛、胃胀、胃下垂、呕吐、泛酸、脾胃虚弱等，不管应急性或慢性病的治疗和保养，均可采用本穴。一般应急用拔罐，日常保养多温灸。艾灸中脘穴能调胃和中，健脾化湿，平降胃气。胃肠腑气一通，气机也就舒

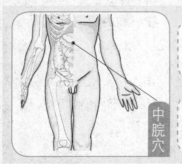

中脘穴

【经穴定位】在上腹部，前正中线上，当脐中上4寸。

【简易取穴】位于上腹部正中线上，肚脐中央垂直向上5横指处即是。

畅了，呃逆也就消失了。

【功效主治】健脾除湿，降逆止呕，镇惊安神。适用于治疗胃脘痛、腹胀、呕吐、呃逆、反胃、吞酸、纳呆、食谷不化、肠鸣、泄泻、便秘、便血、胁下坚痛等症。

【施灸指导】回旋灸。每天1~2次，每次15~20分钟。

 灸丰隆穴：化痰要穴，配穴防痰湿诸症

　　丰隆穴被称为"化痰第一要穴"，"丰隆"是象声词，为"轰隆"之假借词。该穴名意指条口穴、上巨虚穴、下巨虚穴传来的水湿云气，至本穴后，水湿云气化雨而降，且降雨量大，如雷雨之轰隆有声，故名。丰隆穴在经脉中属足阳明胃经的络穴，可沟通阳明、太阴两经。

　　中医学认为，"脾胃为生痰之源，肺为储痰之器"，故要化肺中痰液，先要运胃中水谷，而丰隆穴是胃经上专门联络脾的穴位，脾与胃相表里，如果脾虚不能运化水湿，消痰止咳，那么就可在胃经上找丰隆穴来化痰。艾灸丰隆穴，既能治手太阴肺经的感冒、咳嗽、咳痰、气喘、咽痛，又可疗足太阴脾经的食欲下降、营养不良、便秘、

【经穴定位】在小腿前外侧，当外踝尖上8寸，条口穴外，距胫骨前缘2横指（中指）。

【简易取穴】取坐位屈膝，先找到足三里穴，向下量6指凹陷处即是。

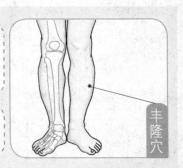

丰隆穴

泄泻。如果再配合足三里穴施灸，效果更好。

【功效主治】降逆健脾，除湿化痰。适用于治疗头痛、眩晕、痰多咳嗽、呕吐、便秘、水肿等症。

【施灸指导】回旋灸或雀啄灸。每天1次，每次15~20分钟。

灸肾俞穴：输出寒湿水汽的"肾宝"

肾俞穴是足太阳膀胱经的穴位，是肾的背俞穴。"肾"是肾脏的意思，"俞"是输的意思，该穴名意指肾脏的寒湿水汽由此外输膀胱经，故名。肾俞穴所处的位置与肾脏所在部位是对应的，它能调节肾脏的功能，对肾脏的寒湿水汽有着引导和疏通的作用。艾灸肾俞穴能益肾固精，使人的精、气、血变得充足旺盛起来，有助于补充肾脏中的阳气，增强人体的免疫力和抵抗力。

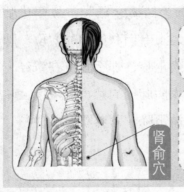

肾俞穴

【经穴定位】在腰部，当第2腰椎棘突下，旁开1.5寸。

【简易取穴】先找到第12胸椎，再向下数2个凸起骨性标志，即为第2腰椎，其棘突下缘旁开2横指处即是。

【功效主治】强腰利水，除湿助阳。适用于治疗遗尿、遗精、阳痿、月经不调、水肿、耳鸣、耳聋、腰痛等症。

【施灸指导】温和灸。隔天灸1次，每次10~20分钟，7天为1个疗程。

灸命门穴：生命之本，阴性水液外输督脉

　　命门穴从字面上看，"命"是指生命，"门"是指出入的门户。该穴名意指脊骨中的高温高压阴性水液由此外输督脉，且本穴外输的阴性水液有维系督脉气血流动不息的作用，为人体的生命之本，故名。命门穴位于后背两肾之间，与前面的神阙穴相对，为两肾所生的元气出入督脉的门户，生命气化的根本。艾灸命门穴可强肾固本，疏通督脉上的气滞点，加强其与任脉的联系，促进真气在任督二脉上的运行。

【经穴定位】在腰部，当后正中线上，第2腰椎棘突下凹陷中。

【简易取穴】肚脐水平线与后正中线交点处，按压有凹陷处即是。

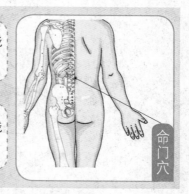

命门穴

【功效主治】补肾壮阳，通络除湿。适用于治疗虚损腰痛、遗尿、尿频、泄泻、遗精、白浊、阳痿、早泄、赤白带下、头晕耳鸣、手足逆冷等症。

【施灸指导】温和灸。隔天灸1次，每次5~15分钟。

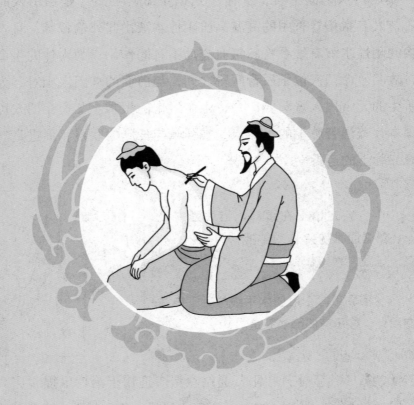

亚健康怎么灸

　　艾灸除了对症治疗疾病外，还有其独特的作用就是治未病，养生保健，艾灸治病是活用了其通经络的作用。经络是气血的通路，也是病邪的通路。病邪进入人体，一方面和正气争斗，另一方面会在经络和脏腑中潜伏下来。当正不压邪的时候，病就表现出来了。而艾草的药性和灸火的热力是阳性的，有生发的特点，可以找到潜伏在经络和脏腑里的病邪，把它们从身体里逼出来。没有了潜在的威胁，身体的健康才表里如一。

健忘失神怎么灸

　　健忘失神，医学上称为暂时性记忆障碍，也就是说大脑的思考能力（检索能力）暂时出现了障碍。因此，症状随着时间的推移会自然消失。从中医角度来看，健忘症是气不能均匀释放所致，正所谓上气不足。由于到脑部的气不足，脑供血量减少导致记忆力减退。引发健忘失神最主要的原因是年龄，目前健忘失神发病率有低龄化趋势，但相对年轻人而言，40岁以上的中老年更容易患健忘失神。持续的压力和紧张会使脑细胞产生疲劳，而使健忘症恶化。过度吸烟、饮酒、缺乏维生素等可以引起暂时性记忆力减退。

 ## 神门穴：益心安神，还有助于睡眠

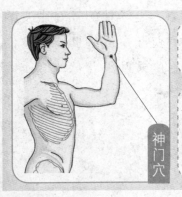

神门穴

【经穴定位】在腕部，腕掌侧横纹尺侧端，尺侧腕屈肌腱的桡侧凹陷处。

【简易取穴】位于腕部，手掌微屈，掌心向上，掌面靠近小指侧，可以摸到一条凸起的腱，是尺侧腕屈肌腱，其与腕掌侧横纹相交处即是。

【功效主治】通经活络，安神养心。艾灸可调理健忘、失眠等症。

【对症灸法】雀啄灸，每天1次，每次5~10分钟。

 ## 少冲穴：醒神开窍，治疗健忘失神

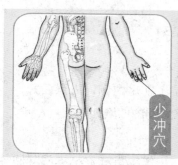

【经穴定位】在小指末节桡侧，距指甲角0.1寸。

【简易取穴】小指伸直，先找到靠近环指侧的指甲角，再旁开0.1寸处即是。

【功效主治】回厥开窍，泻热醒神。艾灸可调理健忘失神、昏迷等症。

【对症灸法】艾条温和灸，每天1次，每次10分钟。配合灸内关穴、三阴交穴治健忘效果更佳。

 ## 膏肓穴：补虚益损，健忘失神灸它管用

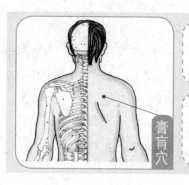

【经穴定位】在背部，当第4胸椎棘突下，旁开3寸。

【简易取穴】先在背部找到两肩胛骨下角平第7椎，再向下数4个凸起脊椎骨，为第4胸椎，其棘突下旁开4横指处即是。

【功效主治】膏肓穴为膀胱经腧穴，膀胱经与肾经相表里，肾主骨生髓通于脑，人的思维靠大脑支配，故其可醒神开窍。《千金方》说其："灸讫后令人阳气康盛。"艾灸可调理健忘失神、精神萎靡等症。

【对症灸法】艾条温和灸，每天1次，每次5~10分钟。

太溪穴：补阴益阳，每天灸可改善健忘失神

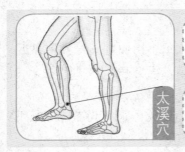

【经穴定位】在足内侧，内踝后方，当内踝尖与跟腱之间的凹陷处。

【简易取穴】坐位垂足，从足内踝向其后推至足跟腱之间的凹陷处即是。

【功效主治】滋阴益肾，壮阳强腰。艾灸可改善失眠、健忘等症。

【对症灸法】艾条温和灸，每天1次，每次10分钟。

心俞穴：养心安神，常灸可提高你的记忆力

【功效主治】心俞穴为心之背俞穴，"心主神明"，可以养心血，安心神，心俞穴又通督脉，督脉与大脑相连，故其可增加大脑血流量，提高大脑的思维与记忆力。艾灸可调理失眠、健忘失神、神经衰弱等神经系统疾病。

【对症灸法】悬灸，每次10~20分钟，每天1次，5~7天为1个

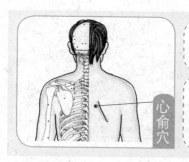

【经穴定位】在背部，当第5胸椎棘突下，旁开1.5寸。

【简易取穴】位于背部，先找到第7颈椎，再往下数至第5个凸起椎骨，在其棘突下旁开2横指处即是。

疗程，间隔2天可行下一个疗程。若长期健忘、精神迟滞者，可在心俞穴的基础上加灸神门穴，以加强疗效，温和灸，每天1次，每次10~15分钟；如果身体呈现虚弱征象，如面色萎黄、疲惫无力等，应在心俞穴的基础上加灸脾俞穴、肾俞穴、气海穴，以补益脾肾，隔姜灸，每天1次，每次每穴5分钟。

 百会穴：督脉之极，常灸可醒脑安神

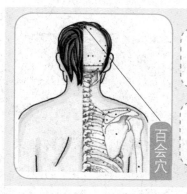

【经穴定位】在头部，当前发际正中直上5寸，或两耳尖连线中点处。

【简易取穴】端坐，两耳尖与头正中线相交，按压有凹陷处即是。

【功效主治】百会穴为督脉腧穴，又为督脉之极，是督脉和手三阳经、足三阳经交会穴，五脏俞又附于督脉，督脉入脑，故百会穴可醒脑安神，健脑益智。艾灸可调理健忘失神。

【对症灸法】艾条温和灸，每天1次，每次5~15分钟，10天为1个疗程。

第三章 亚健康怎么灸

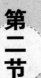

失眠表现为入睡困难、时寐时醒，或醒后不能再睡，严重者可通宵难眠，常伴有精神不振、头痛、头晕、心悸、健忘、多梦、食欲缺乏等症。很多因素都可以造成失眠，如精神因素诱发的、躯体疾病引起的。年龄、文化、生活习惯、工作环境等都与失眠有着密切的关系。此外，药物也可引起失眠。中医学认为，失眠是人体阴阳、气血不调造成心神不安、心失所养，或心血不足等引起的。艾灸可补充气血，养心安神，舒筋活络，改善失眠状况，同时让人精神焕发。

 ## 心俞穴：理气安神，灸出好睡眠

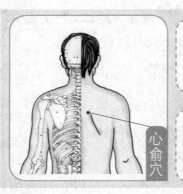

心俞穴

【经穴定位】在背部，当第5胸椎棘突下，旁开1.5寸。

【简易取穴】位于背部，先找到第7颈椎，再往下数5个凸起椎骨，在其棘突下，旁开2横指处即是。

【功效主治】宽胸理气，养心安神。艾灸可调理失眠、神经衰弱等神经系统疾病。

　　【对症灸法】艾条温和灸，每天1次，每次10~15分钟；或艾炷隔姜灸，每穴5~7壮，每天1次，7天为1个疗程。

行间穴：滋阴泻热，防治阴虚型失眠易醒

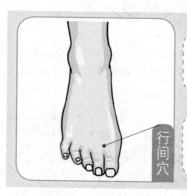

　　【经穴定位】在足背侧，当第1、第2趾间，趾蹼缘的后方赤白肉际处。

　　【简易取穴】位于足背部，第1、第2趾间连接处的缝纹头处即是。

　　【功效主治】活络熄风，凉血安神，清肝泄热。艾灸可调理阴虚型失眠易醒。

　　【对症灸法】艾条温和灸，每天1次，每次10~15分钟。

涌泉穴：肾经首穴，调治衰弱性失眠

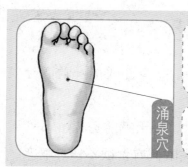

　　【经穴定位】在足底部，卷足时足前部凹陷处，约当第2、第3趾趾缝纹头端与足跟连线的前1/3后2/3交点上。

　　【简易取穴】抬脚，卷足，足底最凹陷处即是，按压时有酸痛感。

【功效主治】本穴为肾经经脉的第一穴，具有平肝熄风、滋阴益肾、宁心安神的功效。艾灸可调理衰弱性失眠。

【对症灸法】睡前温和灸，每天1次，每次10~15分钟，7天为1个疗程。

 三阴交穴：清热降火，防治肝郁型失眠

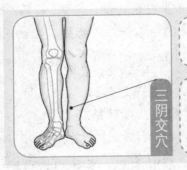

【经穴定位】在小腿内侧，当足内踝尖上3寸，胫骨内侧缘后方。

【简易取穴】正坐，把除大拇指外的其余四指并拢，小指下缘紧靠内踝尖上，示指上缘所在水平线与胫骨后缘的交点即是。

【功效主治】调经血，平肝火，滋肾水，宁心安神，令清气上升、浊气下降。艾灸可调理肝郁型失眠。

【对症灸法】睡前温和灸，每天1次，每次10~15分钟，7天为1个疗程。

 神门穴：每天几分钟，助你睡得香

【功效主治】通经活络，安神养心。艾灸此穴能补益心经气血，艾灸可调理各种类型的失眠。

【对症灸法】悬灸，每次10~20分钟，每天睡前灸1次，5~7天为1个疗程，间隔2天可行下一个疗程。失眠兼有食欲不佳、呕恶、

【经穴定位】在腕部，腕掌侧横纹尺侧端，尺侧腕屈肌腱的桡侧凹陷处。

【简易取穴】位于腕部，手掌微屈，掌心向上，掌面靠近小指侧，可以摸到一条凸起的腱，是尺侧腕屈肌腱，其与腕掌侧横纹相交处即是。

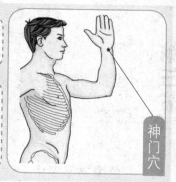

神门穴

口多痰蔓延、便溏或大便黏腻不爽者，多属于脾胃有湿邪，可配灸脾俞穴或胃俞穴，艾炷直接灸，每次10分钟；因尿频导致失眠者，多属于肾气衰减所致，可配灸肾俞穴，艾炷直接灸，每次10分钟，2~3次即可。

急躁易怒多由于忧思过度、心阴受损、肝火旺所致，主要表现为精神恍惚、心中烦乱、睡眠不安、常悲伤欲哭、不能自主，甚则言行失常、哈欠频作等。艾灸特定穴位可以疏肝解郁，调畅气机，从而保持人体气血通畅，使人心情平和，精神舒畅。

太冲穴：疏肝解郁，还能降压稳压

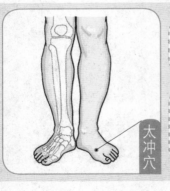

太冲穴

【经穴定位】在足背侧，当第1、第2跖骨间隙的后方凹陷处。

【简易取穴】位于足背侧，从第1、第2足趾间沿第1跖骨内侧向小腿方向触摸，摸到凹陷处即是。

【功效主治】疏肝解郁，平肝熄风，调和经血。太冲穴为肝经的原穴，艾灸此穴能帮助消除各种原因引起的急躁易怒，还能降血压。

【对症灸法】悬灸，每天1次，每次5~15分钟，或艾炷直接灸，每次3~5壮，5~7天为1个疗程。若配灸行间穴5~10分钟，效果会更好。

注意，先灸太冲穴，然后灸行间穴。若女性有经前或经后易怒者，可配加归来穴、三阴交穴。先灸太冲穴，然后用悬灸或艾炷直接灸归来穴和三阴交穴，每次10~20分钟。治疗时嘱患者将注意力集中于治疗穴位，仔细体会治疗过程中穴位出现的热感和经穴特有的酸胀感等。

阳陵泉穴：行气解郁，还可治口苦口干

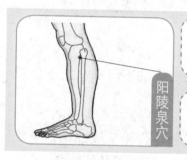

【经穴定位】在小腿外侧，当腓骨小头前下方凹陷处。

【简易取穴】屈膝90°，膝关节外下方，腓骨小头前下方凹陷处即是。

【功效主治】行气解郁。艾灸此穴可使情志不畅者调节情绪，还可调理口苦口干。

【对症灸法】艾条温和灸，每天1次，每次10分钟。

章门穴：理气散结，还可治糖尿病

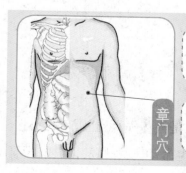

【经穴定位】在侧腹部，当第11肋游离端的下方。

【简易取穴】位于侧腹部，正坐屈肘合腋，肘尖相对肋骨处即是。

【功效主治】理气散结，疏肝健脾，清热利湿。章门穴是足厥阴肝经上的穴位，又是脾的募穴。主要用于治脾的虚证和肝的情志抑郁，肝脾肿大和糖尿病等。艾灸此穴对肝气郁结、肝炎等疾患，均有很好的治疗、调理和改善作用。

【对症灸法】艾条温和灸，每天1次，每次10~20分钟。

 ### 气海穴：调节情志，还是人体补虚要穴

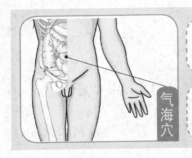

【经穴定位】在下腹部，前正中线上，当脐中下1.5寸。

【简易取穴】位于下腹部，正中线上，肚脐中央垂直向下2横指处即是。

【功效主治】气海穴位于两肾之间，是人体先天元气汇集之处，是元阳之本、真气生发之处，更是人体生命动力之源泉，具有温阳益气、扶正回本、培元补虚的作用。艾灸此穴能够鼓舞脏腑经络气血的新陈代谢，使之流转循环运动不息，同时也可调治情志不畅。

【对症灸法】艾条回旋灸，每天1~2次，每次10~15分钟。

 ### 膻中穴：开胸除烦，常灸增强身体免疫力

【功效主治】气海穴位于两肾之间，是人体先天元气汇集之处，是元阳之本、真气生发之处，更是人体生命动力之源泉，具有温阳

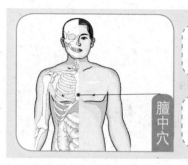

【经穴定位】在胸部，当前正中线上，平第4肋间，两乳头连线的中点。

【简易取穴】位于胸部，由锁骨向下数至第4肋间隙，正中线上即是。

益气、扶正回本、培元补虚的作用。艾灸此穴能够鼓舞脏腑经络气血的新陈代谢，使之流转循环运动不息，同时也可调治情志不畅。

【对症灸法】艾条回旋灸，每天1~2次，每次10~15分钟。

 肝俞穴：疏肝理气，还可调血安神

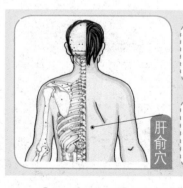

【经穴定位】在背部，当第9胸椎棘突下，旁开1.5寸。

【简易取穴】低头屈颈，位于颈背交界椎骨高凸处，向下数9个椎体，在其下缘旁开2横指处即是。

【功效主治】肝俞穴是肝的背俞穴，既可泻肝火，也可养肝阴，又因肝藏血，故还可调血安神。艾灸此穴可平复急躁易怒者的情绪。

【对症灸法】艾条温和灸，每天1次，每次5~10分钟。

周身乏力怎么灸

周身乏力通常可分为两类：一类是老年人精力衰弱，或者病后恢复不好，导致长时间的精气匮乏；另一类是由于工作生活的原因导致暗耗精气。持续艾灸可以调理经气，解除疲劳，增强免疫功能，让人充满活力。

气海穴：调气回阳精神好

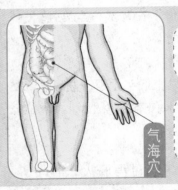

【经穴定位】在下腹部，前正中线上，当脐中下1.5寸。

【简易取穴】位于下腹部，正中线上，肚脐中央垂直向下2横指处即是。

【功效主治】调理气机。艾灸可让周身乏力、疲劳者放松精神。

【对症灸法】悬灸，每次10~20分钟，每天1次，饭后1小时即可开始。5~7天为1个疗程，间隔2天可行下一个疗程。灸疗的疗程可以持续数月，也可以作为常规养生方法，显效之后改为2天灸1次，长期施治。如果患者是由于老年精力衰弱的周身乏力，建议用艾炷直接灸，并适当延长治疗时间与次数，时间为20~30分钟，次数为早晚各1次。如果患者是由于工作生活导致的周身乏力，用悬灸即可治疗。

 ## 百会穴、四神聪穴：益气升阳困乏少

1. 百会穴

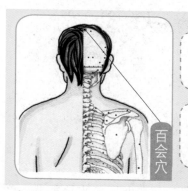

百会穴

【经穴定位】在头部，当前发际正中直上5寸，或两耳尖连线中点处。

【简易取穴】端坐，两耳尖与头正中线相交，按压有凹陷处即是。

【功效主治】该穴由于其处于人之头顶，在人的最高处，因此人体各经上传的阳气都交汇于此，具有升阳固脱、熄风醒脑的功效。艾灸可调理瞌睡不断的周身乏力。

2. 四神聪穴

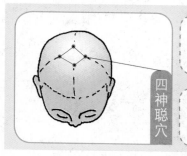

四神聪穴

【经穴定位】位于头顶部，当百会穴前后左右各1寸处，共4个穴位。

【简易取穴】先找到百会穴，在向前后左右各量取1横指处即是。

【功效主治】通经活络，宁心安神。艾灸可调理瞌睡不断的周身乏力。

【对症灸法】艾条温和灸百会穴、四神聪穴，每天1次，每次8～10分钟。周身乏力兼有头晕身重的躯干疲劳，可配灸中脘穴、肝俞穴、肾俞穴等任督两脉经穴，滋阴壮阳，强精固本；以肌肉酸痛为主的四肢疲劳，可配灸足三里穴、三阴交穴，健脾益气，增加营养。其他穴位艾条温和灸，每天1次，每次10~15分钟。

 神阙穴：固本回阳，去浊纳新人不乏

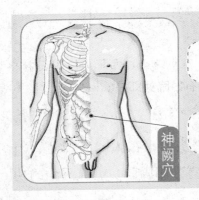

【经穴定位】在腹中部，脐中央。

【简易取穴】位于肚脐正中央处即是。

【功效主治】固本回阳，去浊纳新。艾灸可调理形惫体乏。

【对症灸法】艾条温和灸，每天1次，每次5~10分钟，秋、冬季的灸治时间可适当延长。或艾炷直接灸，每次5～10壮。

 关元穴：补益下焦，补阳固脱解疲劳

【功效主治】培补元气，补益下焦。关元穴为强身大穴，艾灸

怎么灸不生病　生了病怎么灸

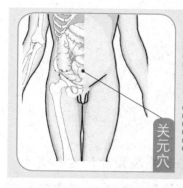

关元穴

【经穴定位】在下腹部，前正中线上，当脐中下3寸。

【简易取穴】位于下腹部，正中线上，肚脐中央垂直向下4横指处即是。

可调理易疲劳者的形惫体乏。

【对症灸法】艾条回旋灸，每天1次，每次5~10分钟。

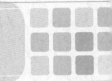

　　抑郁消沉属中医郁证范畴。轻型患者外表如常，内心痛苦难堪。稍重的患者则表现为情绪低落、愁眉苦脸、唉声叹气、自卑等，有些患者常常伴有神经官能症症状，如注意力不集中、记忆力减退、反应迟缓和失眠多梦等症状。重型抑郁症患者会出现悲观厌世、绝望、自责自罪、幻觉妄想、食欲缺乏、体重锐减、功能减退，并伴有严重的自杀倾向和自杀行为。中医学认为，抑郁消沉多为肝郁化火，火炼津液成痰，痰湿阻滞气机，上扰清窍；或心阳不足，心失所养；或思虑过度，损伤心脾，以令气血生化乏源，而令神失所养。因此，患有抑郁消沉者应及时在医生指导下进行药物治疗。而对于亚健康状态的抑郁消沉，除了心理调节外，配合艾灸疗法，常有事半功倍之效。

内关穴：安神宁心，艾灸使心有所养

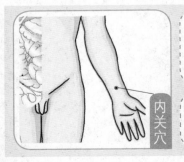

【经穴定位】在前臂掌侧，当曲泽穴与大陵穴的连线上，腕横纹上2寸，掌长肌腱与桡侧腕屈肌腱之间。

【简易取穴】前臂微屈握拳，从腕横纹向上量取3横指，两条索状筋之间即是。

【功效主治】和胃理气，安神宁心，舒筋活络。艾灸对抑郁消沉者调节情绪有帮助。

【对症灸法】悬灸，灸内关穴，每天1次，每次10~20分钟，5~7天为1个疗程，间隔2天可行下一个疗程。若有急躁、容易情绪化者可加灸期门穴。

大椎等穴：艾灸疗法助你笑口常开

1. 大椎穴

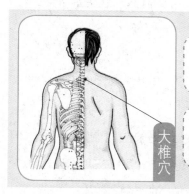

大椎穴

【经穴定位】在后正中线上，第7颈椎棘突下凹陷中。

【简易取穴】低头，位于颈背交界椎骨高凸处，椎体下缘凹陷处即是。

【功效主治】清热解表，消炎止痛。艾灸对抑郁消沉者调节情绪有帮助。

2. 命门穴

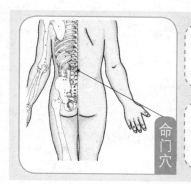

命门穴

【经穴定位】在腰部，当后正中线上，第2腰椎棘突下凹陷中。

【简易取穴】肚脐水平线与后正中线交点处，按压有凹陷处即是。

【功效主治】补肾壮阳，通经活络。艾灸对抑郁消沉者调节情绪有帮助。

【对症灸法】以上两穴悬灸或隔姜灸，每天1次，每次10分钟。

3. 神阙穴

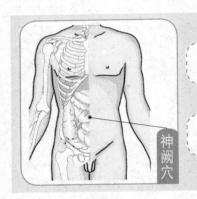

【经穴定位】在腹中部，脐中央。

【简易取穴】位于肚脐正中央处即是。

【功效主治】通经活络，固本回阳。艾灸此穴对抑郁消沉者调节情绪有帮助。

【对症灸法】用艾条温和灸，做好两支艾条同时施灸，采用俯卧姿势灸背部大椎穴、命门穴，每次每穴灸15分钟左右，以局部潮红为度。再采用隔盐艾条灸神阙穴15～20分钟。每周2次，或隔天1次。体质较虚弱者加灸足三里穴、关元穴。

 支沟穴：理气行滞，提升精神状态

【功效主治】降逆通腑，通调三焦。艾灸此穴对精神紧张、心情抑郁者有帮助。

【对症灸法】艾条温和灸。每天1次，每次10~15分钟。

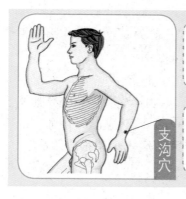

【经穴定位】在前臂背侧，当阳池穴与肘尖的连线上，腕背横纹上3寸，尺骨与桡骨之间。

【简易取穴】位于前臂背侧，掌腕背横纹中点垂直向上4横指，前臂两骨头之间的凹陷处即是。

支沟穴

 ## 中脘穴、膏肓穴：镇惊安神，扫除精神阴霾

1. 中脘穴

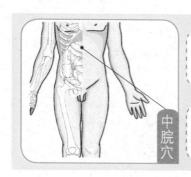

【经穴定位】在上腹部，前正中线上，当脐中上4寸。

【简易取穴】位于上腹部正中线上，肚脐中央垂直向上5横指处即是。

中脘穴

【功效主治】健脾安胃，镇惊安神。中脘穴为胃之募穴，又为六腑之会穴，可以清除六腑新陈代谢的垃圾，而令经络通畅，同时可补益气血，颐养"后天"，为扫除精神上的阴霾，提升精神状态提供了物质基础。艾灸对抑郁消沉者调节情绪有帮助。

2. 膏肓穴

【功效主治】膏肓穴为膀胱经腧穴，膀胱经和肾经相表里，肾主骨生髓通于脑，人的思维活动靠大脑支配，故其可醒神开窍。艾

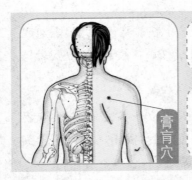

膏肓穴

【经穴定位】在背部，当第4胸椎棘突下，旁开3寸。

【简易取穴】先在背部找到两肩胛骨下角平第7椎，再向下数4个凸起脊椎骨，为第4胸椎，其棘突下旁开4横指处即是。

灸对抑郁消沉者调节情绪有帮助。

【对症灸法】艾条温和灸以上两穴位，每天1次，每穴灸5~15分钟，10天为1个疗程。

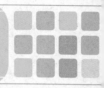

口中异味主要是指平时所说的口臭。大多属于胃经郁热所致。还有一种口中异味，是指口中感觉有异常味道，比如自觉口中发甜、发黏，或口中发酸、发苦等。有些人虽然自觉有这些异常感觉，但是并没有口臭，也就是别人不会闻到你嘴里自觉的气味。这种情况一般属于脾虚或者肝胆热证。

 上巨虚穴：调和肠胃，还可辅助治疗口臭

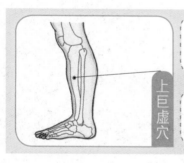

上巨虚穴

【经穴定位】在小腿前外侧，当犊鼻下6寸，距胫骨前缘1横指（中指）。

【简易取穴】站立弯腰，找到足三里穴，垂直向下4横指凹陷处即是。

【功效主治】舒筋活络，调和肠胃。艾灸可调理口臭。

【对症灸法】悬灸或隔蒜灸，每天1次，每次10~20分钟，5~7天为1个疗程，间隔2天可行下一个疗程。若口中发甜、发黏，加灸脾俞穴、中脘穴，每次10分钟；若口中发苦或发酸，加灸阳陵泉穴、胆俞穴，每次10~15分钟。

劳宫穴：清心泻热，常灸去除口臭

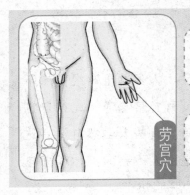

劳宫穴

【经穴定位】在手掌心，当第2、第3掌骨之间偏于第3掌骨，握拳屈指的中指尖处。

【简易取穴】握拳屈指，中指指尖所指掌心处，按压有酸胀感即是。

【功效主治】消肿止痒，清心泻热，开窍醒神。艾灸此穴可调理口臭。

【对症灸法】艾条温和灸，每天1次，晚上睡前灸，每次10分钟。

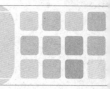

多汗一般是指在同样的环境中比别人更容易出汗，并且出汗量很大。盗汗一般是指夜间睡后出汗，醒后就会停止。有些患者不仅盗汗，而且出汗量也较大。盗汗一般还伴有五心烦热（心中懊恼烦热，手心和脚心也自觉虚热，加起来一共是五心，故称为五心烦热）、睡眠不安等症状。中医学认为，多汗盗汗多因阴阳失调、腠理不固所致，也可因情绪波动（如恐惧、惊吓等）或体虚等因所致。

 复溜穴：温阳利水，调理多汗盗汗

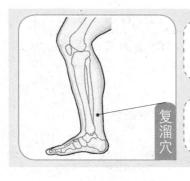

复溜穴

【经穴定位】在小腿内侧，太溪穴直上2寸，跟腱的前方。

【简易取穴】先找到太溪穴，再向上量取3横指，跟腱的前方处即是。

【功效主治】温阳利水，补肾益阴。艾灸对多汗盗汗者有调理作用。

【对症灸法】悬灸，每个穴位灸10~15分钟，每天1次，5~7天为1个疗程，间隔2天可行下一个疗程。多汗自汗兼气短、乏力等加灸肺俞穴、尺泽穴。

 阴郄穴：清心安神，止血止汗，固腠理

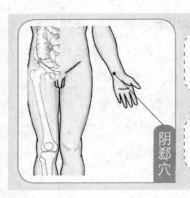

【经穴定位】在前臂掌侧，当尺侧腕屈肌腱的桡侧缘，腕横纹上0.5寸。

【简易取穴】位于前臂掌侧，先找到神门穴，垂直向上量取1横指处即是。

【功效主治】清心安神，止血止汗。阴郄穴为心经穴位，中医学认为，汗为心之液，艾灸此穴能起到益心敛汗的作用，适用于治疗多汗。

【对症灸法】用艾条或熏艾器灸，灸至20分钟后，阴郄穴处无感觉，而心前区则感热如火灼，约40分钟，此感消失而停灸。一般来说，灸1次即愈，再复灸1次，巩固疗效。

 气海等穴：扶正回本，培元补虚，调阴阳

【功效主治】温阳益气，扶正回本，培元补虚。艾灸此穴主治自发性多汗症。

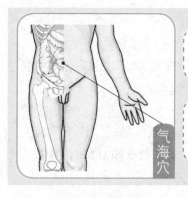

【经穴定位】在下腹部，前正中线上，当脐中下1.5寸。

【简易取穴】位于下腹部，正中线上，肚脐中央垂直向下2横指处即是。

【对症灸法】气海穴配合关元穴、复溜穴、阴郄穴共灸。艾炷无瘢痕灸，每穴灸3~5壮，每天1次，至汗止为度。

 百劳穴、肺俞穴：滋阴理气津自藏

1. 百劳穴

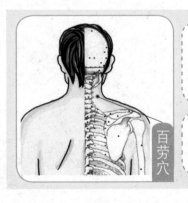

【经穴定位】位于项部，第7颈椎棘突下凹陷（大椎穴）上2寸，后正中线旁开1寸处。

【简易取穴】位于颈背交界处有一椎骨棘突直上3横指，再旁开1横指处即是。

【功效主治】滋补肺阴，舒筋活络。百劳穴为经外奇穴，可补虚强壮，其位于督脉旁，还可固表紧腠理而止汗，艾灸可调理盗汗、自汗等症。

2. 肺俞穴

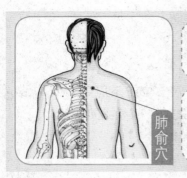

肺俞穴

【经穴定位】在背部，当第3胸椎棘突下，旁开1.5寸。

【简易取穴】低头屈颈，位于颈背交界椎骨高凸处，向下数至第3椎体，在其下缘旁开2横指处即是。

【功效主治】清热理气，平喘宣肺。肺俞穴为膀胱经腧穴，肺的背俞穴，肺主皮毛，主人的一身之气，并司汗孔的开合，故对汗液的排泄有调控作用，艾灸此穴可治疗骨蒸、潮热、盗汗等症。

【对症灸法】以上两穴位采用艾条温和灸，每天或隔天灸1次，每次10~15分钟，7天为1个疗程；或艾炷非化脓灸，每天或隔天灸1次，每穴灸3~5壮，7天为1个疗程。

老寒腿是中老年最常见的疾病，多表现为膝关节疼痛、上下楼无力，腿冷膝凉，不方便做下蹲动作和走远路。属于老年退行性病变，中医学认为，属于肝肾之气不足，不能温养筋骨，造成筋缩骨痿，才会出现老寒腿的一系列的病症。老寒腿不是关节炎，是因工作或生活环境寒冷潮湿引起的关节痛，而非关节炎。一般地说，只要脱离寒冷潮湿环境，关节痛即会逐渐消失。由于老寒腿只表现为关节痛而非关节"炎"，因此没有必要用抗生素治疗，更不必用激素。老寒腿的病症与天气有关，阴寒和湿冷是最关键的致病诱因，艾灸特定穴位是治疗老寒腿的最好方法。

 阳陵泉穴：强健腰膝，防治膝关节疾患

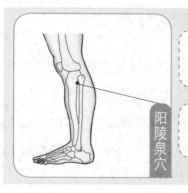

【经穴定位】在小腿外侧，当腓骨小头前下方凹陷处。

【简易取穴】屈膝90°，膝关节外下方，腓骨小头前下方凹陷处即是。

【功效主治】强健腰膝，疏肝利胆。艾灸可治疗半身不遂、下肢痿痹、麻木、膝肿痛等，对老年人的老寒腿调治有较好疗效。

【对症灸法】艾条回旋灸，每天1次，每次10~15分钟。

 ## 鹤顶穴：行气散寒，防治下肢痿软

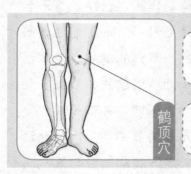

【经穴定位】位于膝部前面，髌底的中点上方凹陷处。

【简易取穴】位于膝部正中骨头上缘中点凹陷处即是。

【功效主治】舒筋活络，行气活血。艾灸可治疗鹤膝风、膝关节酸痛、腿足无力等，防治老寒腿。

【对症灸法】艾条回旋灸，每天1次，每次15分钟或艾炷灸3~7壮。

 ## 委中穴：悬灸腘窝，预防膝盖疼痛

【功效主治】清暑泄热，舒筋活络。艾灸可治疗腰痛、下肢痿痹等，防治老寒腿。

【对症灸法】患者应采用俯卧位，施灸者取好穴后，用点燃的艾条对准委中穴，用回旋或雀啄的手法熏灼。灸至局部皮肤潮红，有热气沿小腿向下蔓延为佳，每天1次，每次10分钟。

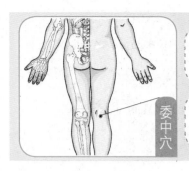

【经穴定位】在腘横纹中点，当股二头肌腱与半腱肌肌腱的中间。

【简易取穴】俯卧，在膝盖后面凹陷中央腘横纹中点处即是。

委中穴

 足三里穴：艾灸再配捶穴，捏拿膝关节腿好使

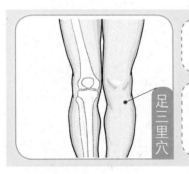

【经穴定位】在小腿前外侧，当犊鼻下3寸，距胫骨前缘1横指。

【简易取穴】站直弯腰，同侧虎口围住髌骨上外缘，其余四指向下，中指指尖处即是。

足三里穴

【功效主治】通经活络，健脾和胃，疏风祛湿。艾灸可治疗下肢痹痛等症，解除老寒腿的烦恼。

【对症灸法】艾条回旋灸，每天1次，每次10~15分钟。灸后每天捏拿膝关节上方内外两侧肌肉5分钟，再捶足三里穴5分钟。

 神阙穴：温阳祛寒，腿上问题身上解

【功效主治】通经活络，温阳祛寒。艾灸可治疗四肢厥冷、

第三章 亚健康怎么灸

077

老寒腿等症。

【对症灸法】艾条回旋灸，每天1次，每次10~15分钟。

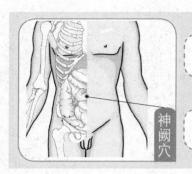

神阙穴

【经穴定位】在腹中部，脐中央。

【简易取穴】位于肚脐正中央处即是。

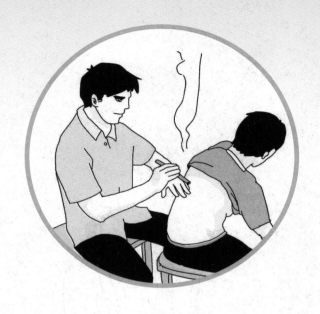

下篇 既病防变，生了病怎么灸

艾灸疗法对寒证、阴证、虚证有明显的温补作用，对老年人、女性、男性、小儿病症都有特殊的功效。它不仅是老年人防病治病的必胜之法，还可轻松祛除妇科疾病，从根源上为女性的美丽保驾护航；既是男性强肾补肾壮阳的绝佳妙方，又可助阳健脾；它还能让宝宝健康成长……一根小小的艾条，不仅可以防病还可以治病，用好艾灸，全家健康！

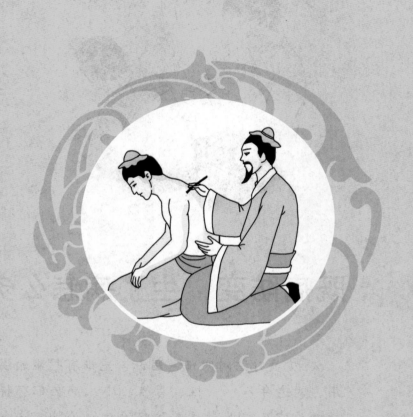

调治内科病怎么灸

感冒、头痛、偏头痛、发热、中暑等内科病，可谓是日常生活中最普通的疾病。很多人为此吃了好多药，花了好多钱，可效果却不能令人满意！那么，有没有一种好的方法能治愈这些内科病呢？答案是肯定的，那就是不"苦口"的绿色养生方法——艾灸，它不仅经济实惠，而且还能"灸"到病除。

发 热

病解 → 对症灸治 → 自我取穴 → 健康贴士

【病解】

发热是指体温升高超过正常范围。一般认为，正常健康人的体温保持在36.2～37.2℃，当口温超过37.3℃、肛温超过37.6℃、腋温超过37.2℃时，说明已有发热。根据发热的高低程度可分为以下几种：低热是指体温在37.4～38℃，中热是指体温在38.1～39℃，高热是指体温超过39.1℃；根据致热原的性质和来源不同，可分为外感发热和内伤发热两大类。

【对症灸治】

1.外感发热

临床表现　多见于外感热性病中，表现为高热不退、体温多在39℃以上、无汗或伴有其他症状。

灸治取穴　大椎、曲池。恶风或恶寒明显者加风门；咳嗽重者，加肺俞；体质虚弱者，加足三里。

灸治方法　用艾条温和灸，艾条距施灸部位2~3厘米，每穴施灸10分钟，施灸时局部皮肤红润并有灼热感，以不烫伤皮肤为度，每日灸1次。

2.内伤发热

临床表现　多表现为低热，体温并不升高，一般起病缓慢，病程较长，常伴有头晕、疲乏等虚弱之象。

灸治取穴　脾俞、气海、足三里。气虚者加百会、神阙、关元；血虚者加膏肓、膈俞、合谷、悬钟。

灸治方法　用艾炷隔姜灸，每次选3~5穴，各灸5~7壮，每日灸1次，10次为一个疗程；或用艾条温和灸，每次选3~5穴，各灸10~15分钟，以使局部皮肤红润为度，每日灸1次，10次为一个疗程。

【自我取穴】

1 神阙穴　在腹中部，脐中央。

2 气海穴　在下腹部，前正中线上，当脐中下1.5寸。

3 关元穴　在下腹部，前正中线上，当脐中下3寸。

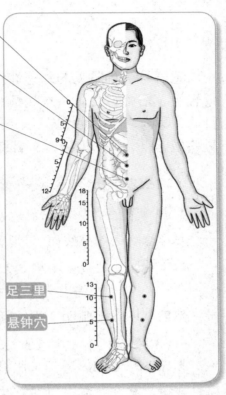

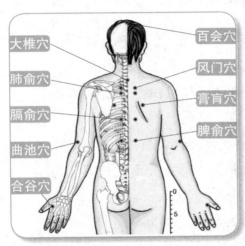

大椎穴　百会穴
肺俞穴　风门穴
膈俞穴　膏肓穴
曲池穴　脾俞穴
合谷穴

足三里
悬钟穴

健康贴士

　　发热患者在饮食上宜选择清淡易于消化的流食或半流食，以补充人体消耗的水分，如汤汁、饮料、稀粥之类，宜多吃富含维生素及膳食纤维的蔬菜瓜果。忌吃黏糯滋腻、难以消化的食品以及高脂肪、油煎熏烤炸类食物。

感 冒

病解 → 对症灸治 → 自我取穴 → 增效食疗方

【病解】

感冒是一种常见的外感性疾病，一年四季均可发病。一般感冒轻者，俗称"伤风"；病情重者，且在一个时期内引起广泛流行的，称为"流行性感冒"。感冒患者因外感病邪的不同，主要有风寒型感冒、风热型感冒、暑湿型感冒和流行性感冒四种类型。

【对症灸治】

1. 风寒型感冒

临床表现　浑身酸痛、鼻塞流涕、痰呈白色、发热等。

灸治取穴　迎香、印堂、上星、睛明、攒竹、太阳。

灸治方法　用清艾条从迎香开始顺鼻梁往上灸至印堂、上星；然后从印堂沿睛明、攒竹到太阳。每处灸至皮肤潮红为度。

2. 风热型感冒

临床表现　发热重、头胀痛、有汗、咽喉红肿疼痛、咳嗽、痰黏或黄、鼻塞黄涕、口渴喜饮、舌尖边红、苔薄白微黄。

灸治取穴　大椎、风门、足三里、肺俞、风池。鼻塞加灸迎香；咳嗽加灸天突；头痛加灸太阳、印堂。

灸治方法　采用温和灸施灸，每次灸20~30分钟，每日1次或2次，5~7日为一疗程。

3. 暑湿型感冒

临床表现　发热重、恶寒轻，一般没有寒冷感觉。

灸治取穴　大椎、风门、足三里、肺俞、风池。鼻塞加灸迎香；咳嗽加灸天突；头痛加灸太阳、印堂。

灸治方法　温和灸，每次灸20～30分钟，每日1次，1周为一疗程。

4.流行性感冒

临床表现　发热发冷、出汗、全身酸痛、咳嗽、鼻塞等。

灸治取穴　大椎、肺俞、委中。

灸治方法　用隔姜灸，每穴灸2~3壮，每日2次或3次。

【自我取穴】

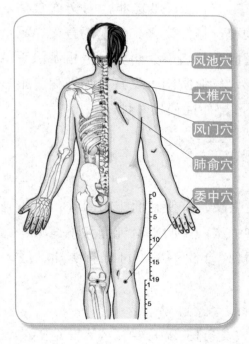

风池穴
大椎穴
风门穴
肺俞穴
委中穴

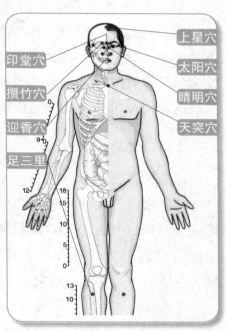

印堂穴
攒竹穴
迎香穴
足三里

上星穴
太阳穴
睛明穴
天突穴

增效食疗方

姜糖饮：生姜15克（切片），红糖30克。水一碗，加入生姜，煮沸2分钟，再入红糖煮1分钟，即可趁热饮用，饮后盖被发汗。可辛温解表，治疗风热感冒。

便 秘

病解 ➡ 对症灸治 ➡ 自我取穴 ➡ 增效食疗方

【病解】

中医认为，便秘系大肠传导功能失常所致，但常与脾、胃、肺、肝、肾等脏腑功能失调有关。外感寒热之邪、内伤饮食情志、阴阳气血不足等皆可形成便秘。概括说来，便秘的直接原因不外乎热、气、冷、虚四种，胃肠积热者发为热秘，气机瘀滞者发为气秘，阴寒积滞者发为冷秘，气血阴阳不足者发为虚秘。根据病理，便秘可分为功能性便秘和器质性便秘两种。

【对症灸治】

1. 功能性便秘

临床表现　大便不通或粪便坚硬，有便意而排出困难；或排便间隔时间延长，三天以上排便一次。下腹部有钝痛和不适感，排便后可减轻，粪形如羊粪球状，食欲不振，可伴有头痛、眩晕、心悸气短、烦躁等症状。

灸治取穴　太冲、大敦、大都、支沟、天枢。

灸治方法　温和灸，每次每穴艾灸15~20分钟；或者艾炷隔姜灸，姜片中穿数孔，姜片上放艾炷施灸，每次选3~5穴，每穴灸3~10壮，每日或隔日1次，10天为一疗程。

2. 器质性便秘

临床表现　大肠发生形态改变而致粪便通过障碍形成的便秘。譬如肿瘤引起的便秘，多有粪便形状的改变，且常伴有脓血和黏液。突然便闭、腹痛、恶心、呕吐，应考虑是肠梗阻和肠套叠等疾病。若腹部手术后便秘，则应考虑肠粘连的发生。

灸治取穴　大肠俞、天枢、支沟、上巨虚。

灸治方法　艾炷无瘢痕灸，在施灸部位上点燃小艾炷，至皮肤感觉灼痛时停止，并更换新艾炷，连灸3~7壮，以施灸穴位皮肤充血红润为度。

【自我取穴】

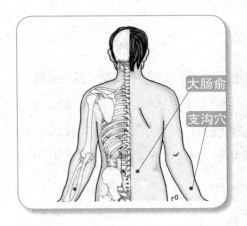

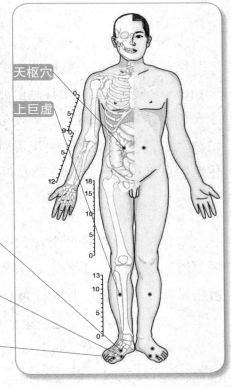

❶ 太冲穴　在足背侧，当第1跖骨间隙的后方凹陷处。

❷ 大都穴　足大趾内侧第1跖趾关节前下方，赤白肉际处。

❸ 大敦穴　在足大指末节外侧，距趾甲角0.1寸。

增效食疗方

香蜜茶：蜂蜜65克，香油35毫升。将香油兑入蜂蜜中，加沸水冲调即可。每日早晚各服1次。可润肠通便，治疗习惯性便秘。

高血压

病解 ➡ 对症灸治 ➡ 自我取穴 ➡ 增效食疗方

【病解】

动脉血压高于正常值叫作高血压，即体循环动脉血压长期高于140/90毫米汞柱，尤其是舒张压持续超过90毫米汞柱时出现的综合征。本病起病隐匿、病程进展缓慢，早期仅在精神紧张、情绪波动或过度劳累之后出现暂时和轻度的血压升高，去除诱因或休息后可以恢复，称为波动性高血压。

【对症灸治】

临床表现　患者可出现头痛、头晕、头胀、耳鸣、眼花、失眠、健忘、注意力不集中、胸闷、乏力、心悸等症状。长期的高血压易并发心、脑、肾的损害。

灸治取穴　百会、足三里、曲池、涌泉。

灸治方法　采用艾条雀啄灸，从远处向百会穴接近，当患者感觉烫为1壮，然后将艾条提起，再从远端向百会穴接近，同样患者感觉烫为1壮，如此反复10次为10壮。2壮之间应间隔片刻，以免起泡，隔日灸1次；采用艾条温和灸法，灸足三里、曲池、涌泉，每穴灸5~10分钟，每日或隔日1次，10次为一个疗程。

【自我取穴】

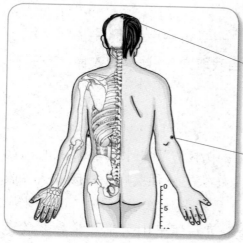

❶ 百会穴　在头部，当前发际正中直上5寸，或两耳尖连线中点处。

❷ 曲池穴　在肘横纹外侧端，屈肘，当尺泽与肱骨外上髁连线中点。

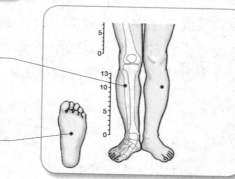

❸ 足三里　在小腿前外侧，当犊鼻下3寸，距胫骨前缘1横指（中指）。

❹ 涌泉穴　在足底部，卷足时足前部凹陷处，约当第2、第3趾趾缝纹头端与足跟连线的前1/3与后2/3交点上。

增效食疗方

菊槐茶：菊花、槐花、绿茶各3克。将上3味放入瓷杯中，以沸水冲泡，加盖浸泡5分钟即可。每日1剂，不拘时频频饮之。可平肝祛风，清火降压，治疗高血压引起的头痛、头胀、眩晕。

低血压

病解 → 对症灸治 → 自我取穴 → 增效食疗方

【病解】

低血压主要是由于高级神经中枢调节血压功能紊乱所引起的以体循环动脉血压偏低为主要症状的一种疾病。一般成人如收缩压低于12千帕（90毫米汞柱），舒张压低于8千帕（60毫米汞柱）时即称为低血压。本病大致可归属于中医学"眩晕"的范畴，其发病主要与体质虚弱、思虑劳倦、情志因素等有关，病机主要在于各种因素导致心阳不振、阳气不能达于四肢。低血压一般分为急性低血压和慢性低血压。

【对症灸治】

1.急性低血压

临床表现　多见于各种休克和急性心血管障碍，具体表现为头晕、头痛、食欲不振、疲劳、脸色苍白、消化不良、晕车晕船等。

灸治取穴　膻中、气海、三阴交。

灸治方法　采用艾条灸，每穴灸10分钟；也可用艾炷灸，每穴灸5~7壮，20次为一个疗程。

2.慢性低血压

临床表现　即血压长期偏低，多伴有头晕、头昏、乏力、易疲劳等症状。据统计，低血压发病率为4%左右，老年人群可达10%。

灸治取穴　神阙、关元、足三里、百会、脾俞、肾俞、涌泉。

灸治方法　采用艾条灸，每穴灸10分钟；也可用艾炷灸，每穴灸5~7壮，20次为一个疗程；或采用艾炷无瘢痕灸，每次取2~4穴，将麦粒大小的艾炷置于所取穴位上，每穴各灸3~5壮，隔日灸1次，10次为一疗程。

【自我取穴】

1 百会穴 在头部，当前发际正中直上5寸，或两耳尖连线中点处。

2 膻中穴 在胸部，当前正中线上，平第4肋间，两乳头连线的中点。

3 神阙穴 在腹中部，脐中央。

4 气海穴 在下腹部，前正中线上，当脐中下1.5寸。

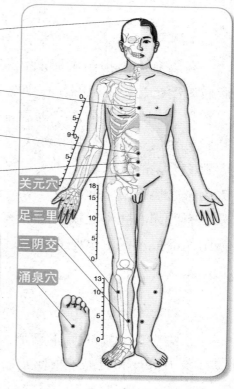

关元穴
足三里
三阴交
涌泉穴

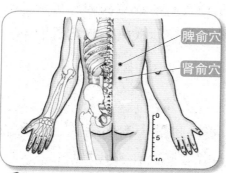

脾俞穴
肾俞穴

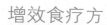
增效食疗方

黄芪当归鸡粥：黄芪30克，当归15克，母鸡肉250克，粳米200克，麻油、盐适量。将黄芪、当归加水煎取药汁，与母鸡肉及粳米一同洗净，置于药汁中，加水适量，武火煮沸，转用文火熬煮成稀粥，加麻油、盐调味即成。可益气养血，平衡血压，治疗气血两虚型低血压。

高脂血症

【病解】

　　高脂血症是指由于脂肪代谢或运动异常使一种或多种血浆脂质浓度超过正常范围。在中医学中无此病名，但其症状可见于"眩晕""中风""脑痹"等病证中，属"痰浊""痰痹"范畴。高脂血症是一组以脏腑功能失调、膏脂输化不利而致以痰浊为主要致病因素的疾病。痰浊致病周身无处不到。在临床上，有的患者因脾虚痰瘀阻络而肢麻；有的因肝肾不足聚痰生瘀而致头痛眩晕；有的因心脾不足痰瘀阻痹胸阳而致胸痹；有的因脾肾两虚痰瘀阻窍而成痴呆。这些患者通过化痰浊、行痰瘀治疗均可取得一定疗效。

【对症灸治】

　　临床表现　症见体形肥胖、心悸眩晕、胸脘痞满、腹胀纳呆、乏力倦怠、口渴不欲饮水、苔腻、脉濡；或耳鸣健忘、失眠多梦、咽干、腰膝酸软、五心烦热；或憋闷不适、性情急躁、刺痛拒按、舌紫暗或见瘀斑、脉滑涩。

　　灸治取穴　①关元、丰隆、悬钟、足三里。②脾俞、肝俞、丰隆、内关、足三里、三阴交、中脘。

　　灸治方法　用艾条温和灸，将①组的每个穴位灸15分钟，每日1次，共灸30天；也可用艾炷灸，每穴灸5~7壮，20次为一个疗程；或用艾条温和灸法，从②组中每次取3~5穴，各灸10~15分钟，每日或隔日1次，15次为一疗程。

【自我取穴】

1 中脘穴 在上腹部，前正中线上，当脐中上4寸。

2 关元穴 在下腹部，前正中线上，当脐中下3寸。

3 内关穴 在前臂掌侧，当曲泽与大陵的连线上，腕横纹上2寸，掌长肌腱与桡侧腕屈肌腱之间。

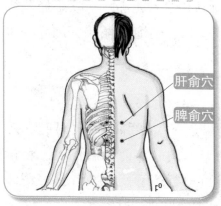

肝俞穴
脾俞穴

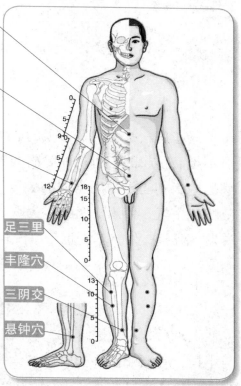

足三里
丰隆穴
三阴交
悬钟穴

增效食疗方

荷叶茶：干荷叶9克。将干荷叶冲洗除尘，沥干水分，搓碎，水煎成汁，代茶频饮。可健脾利湿、散瘀和胃、祛脂消腻，治疗高脂血症。

冠心病

病解 → 对症灸治 → 自我取穴 → 增效食疗方

【病解】

冠心病，是一种最常见的心脏病，是指因冠状动脉狭窄、供血不足而引起的心肌功能障碍或器质性病变，故又称缺血性心肌病。本病相当于中医学"胸痹""胸痛""真心痛""厥心痛"等范畴。生气、劳累、紧张、失眠、过饥、过饱、气候变化等均可诱发本病，此外，本病也与遗传有关。

【对症灸治】

临床表现　表现为胸闷、心悸、痰多、腰膝酸软、耳鸣，阵发性胸骨后、心前区疼痛，可放射至左肩、左前臂内侧达无名指与小指，有濒死感，一般1～5分钟可自行缓解。常由劳累、情绪激动、受寒或饱餐诱发。病情发展可引起心肌梗死。

灸治取穴　膻中、内关、心俞、厥阴俞、巨阙、劳宫。恶寒者加肺俞、风门；胸闷者加足三里、中脘；痰多口黏者加太渊、丰隆；腰膝酸软且耳鸣者加肾俞、太溪、三阴交。

灸治方法　用温和灸，每次取4~5穴，各灸10~20分钟，每日或隔日灸1次，7~10次为一个疗程，每疗程间休3日，再行下一个疗程；或用艾条温和灸，每次取5~6穴，各灸10~15分钟，灸至皮肤潮红透热为度，每日灸1次，10日为一个疗程。

【自我取穴】

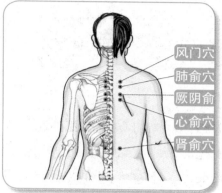

风门穴
肺俞穴
厥阴俞
心俞穴
肾俞穴

膻中穴
巨阙穴
中脘穴
内关穴
太渊穴

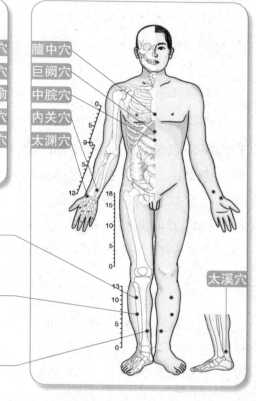

太溪穴

① 足三里　在小腿前外侧，当犊鼻下3寸，距胫骨前缘1横指（中指）。

② 丰隆穴　在小腿前外侧，当外踝尖上8寸，条口外，距胫骨前缘2横指（中指）。

③ 三阴交　在小腿内侧，当足内踝尖上3寸，胫骨内侧缘后方。

增效食疗方

三鲜汤：海带200克，海藻200克，干贝10克。将原料先用温水洗净。用2碗水与原料一起放进锅中(锅内酌量加油)，煮熟后加盐调味即可。可益气活血，滋补生津。海带、海藻和干贝滋味鲜美，每日饮用，对冠心病、高血压很有疗效。

糖尿病

病解 ➡ 对症灸治 ➡ 自我取穴 ➡ 增效食疗方

【病解】

糖尿病是一种多病因的代谢疾病，以高血糖为主要标志。伴有因胰岛素分泌缺陷或作用缺陷引起的碳水化合物、脂肪和蛋白质代谢紊乱。糖尿病的发病原因有很多，不过大部分人是因为平时不注意饮食引起的。进食太多，且多为甘甜油腻等高热量的食物，这样就使脂肪在身体内积累，长此以往将造成胰岛素抵抗、胰岛功能受损，最终导致糖尿病。

【对症灸治】

临床表现　糖尿病患者的典型症状有多尿、多食、多饮及消瘦。患者尿意频繁，多者一昼夜可有20余次，夜间多次起床小便还会影响睡眠。不仅尿次多，量也大，一日总尿量常在2升以上，偶可达10余升。多尿失水后便口渴频饮，饮水次数及饮水量均大增。善饥多食，食欲常亢进，易有饥饿感，一日进食5～6次，主食多达0.5～1千克，食菜量也比正常人多1倍以上，但仍不满足。有的还伴有疲乏、消瘦、虚弱、面容憔悴、精神不振、阳痿不育、月经失调、便秘、视力障碍等。

灸治取穴　①脾俞、肺俞、大椎、神阙、关元、足三里。②气海、关元、中脘、足三里、身柱、肾俞、大椎、梁门、肝俞。③肺俞、脾俞、胃俞、大椎、足三里、太溪。

灸治方法　用艾条温和灸或艾灸盒置于腹部施灸，每日1～2次，每次选灸1组穴，每穴15～20分钟。每10天为一个疗程，疗程间休息3~5天再继续下一个疗程，3个疗程基本可见理想效果。

【自我取穴】

1 中脘穴　在上腹部，前正中线上，当脐中上 4 寸。

2 梁门穴　在上腹部，当脐中上 4 寸，距前正中线 2 寸。

3 神阙穴　在腹中部，脐中央。

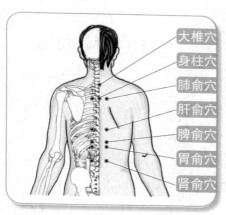

大椎穴
身柱穴
肺俞穴
肝俞穴
脾俞穴
胃俞穴
肾俞穴

气海穴
关元穴
足三里
太溪穴

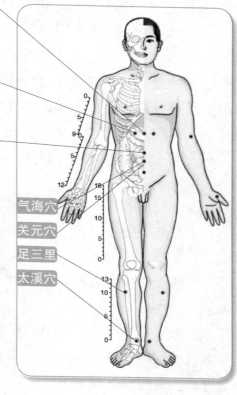

增效食疗方

黄精黑豆汤：黄精、黑豆各30克，蜂蜜半匙。将黄精、黑豆洗净，倒入砂锅内，加冷水3大碗，浸泡10分钟，用文火慢炖2小时，调入蜂蜜即可。每次1小碗，每日2次。可补中益气，强肾益胃，降血糖、降血压。对食多易饥、形体消瘦的糖尿病患者有一定的疗效。或用于糖尿病的恢复期。

头痛

病解 → 对症灸治 → 自我取穴 → 增效食疗方

【病解】

头痛是人自我感觉到的一种病症，在临床上较为常见。头痛，既可单独出现，为病；亦可并发于其他疾病中，为症。中医认为，头痛急性为"头痛"，慢性为"头风"。根据临床表现，一般又可分为外感头痛和内伤头痛两大类。急性头痛，多为外感，慢性头痛，多为内伤。

【对症灸治】

1. 外感头痛

临床表现 起病较急，常伴有恶寒、发热、鼻塞、流涕等表证。

灸治取穴 百会、太阳、头维、上星、列缺、合谷、阿是。风寒者，加灸风池、风门；风热者，加灸大椎、曲池、外关；风湿者，加灸风府、足三里。

灸治方法 温和灸，每穴15~20分钟，每日1次，5次为一疗程。

2. 内伤头痛

临床表现 起病缓慢、时发时止、缠绵难愈。主要有以下三型：①肝阳头痛，表现为面红口苦、舌苔薄黄；②肾虚头痛，男性有遗精、女性有带下、舌红、少苔；③血虚头痛，表现为头痛、心慌、舌质淡。

灸治取穴 阿是、百会、上星、列缺、合谷。肝阳头痛加灸丰隆、中脘；肾虚头痛加灸太冲、丘墟；血虚头痛加灸血海、足三里、三阴交。

灸治方法 采用艾条温和灸，每次选用6~8个穴位，每穴灸5~10分钟，身体偏寒、体虚者可灸20分钟，每日灸1次。

【自我取穴】

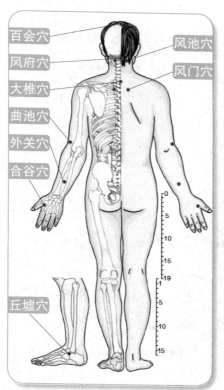

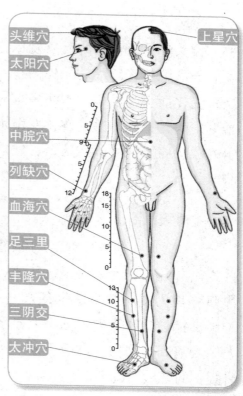

百会穴　风池穴　风府穴　风门穴　大椎穴　曲池穴　外关穴　合谷穴　丘墟穴

头维穴　上星穴　太阳穴　中脘穴　列缺穴　血海穴　足三里　丰隆穴　三阴交　太冲穴

增效食疗方

芹菜根鸡蛋汤：芹菜根250克，鸡蛋2个。上味同煮，蛋熟即成。早晚2次，连汤服食。可潜阳息风，滋补肝血。适用于头痛时作时止，经久不愈。

偏头痛

病解 → 对症灸治 → 自我取穴 → 健康贴士

【病解】

偏头痛是最常见的反复发作的一种头痛病。现代医学认为，本病与颅脑血管舒缩功能失调有关，常因体内的一些生化因素和激素变化而引起发作。本病多有家族史，多见于女性，往往在青春期发病，呈周期性发作，发作频度因人而异。本病归属于中医学的"头痛"范畴。其病因、病机为肝失疏泄、肝阳上亢、上扰清窍。

【对症灸治】

临床表现　约数分钟至1小时出现一侧头部一跳一跳的疼痛，并逐渐加剧，直到出现恶心、呕吐后才会有所好转。在安静、黑暗环境内或睡眠后头痛缓解。在头痛发生前或发作时可伴有神经、精神功能障碍。据研究显示，偏头痛患者比平常人更容易发生大脑局部损伤，进而引发中风。其偏头痛的次数越多，大脑受损伤的区域也越大。

灸治取穴　太阳、颊车、风池、风门、肝俞、胆俞、肾俞、阴陵泉。

灸治方法　找出偏头痛的具体痛点或压痛点，据足阳明胃经、足少阳胆经、足太阳膀胱经各经脉所属而分别取颊车、太阳和风池、风门进行灸疗（温和灸）；其他各穴亦随病情选择1～2穴，灸5～10分钟。

【自我取穴】

❶ 太阳穴 在颞部，当眉梢与目外眦之间，向后约1横指的凹陷处。

❷ 颊车穴 在面颊部，下颌角前上方约1横指(中指)，当咀嚼时咬肌隆起，按之凹陷处。

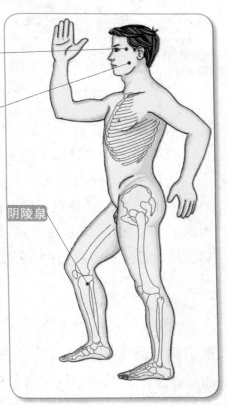

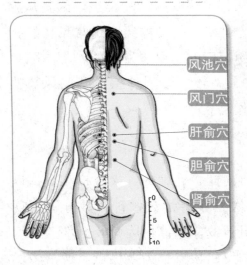

风池穴
风门穴
肝俞穴
胆俞穴
肾俞穴

阴陵泉

健康贴士

（1）患者要注意调节情志，防止情绪紧张、焦虑和精神疲劳；饮食宜清淡；女性经期注意休息，避免引发头痛；对头部进行力度适中的按摩，也是缓解偏头疼的有效方法。

（2）太阳穴是偏头痛按摩的重要穴道，可以用食指来按压，或用拳头在太阳穴至发际处轻轻来回转动按摩。使用瑜伽和冥想是治疗偏头疼的新方法。

三叉神经痛

病解 ➡ 对症灸治 ➡ 自我取穴 ➡ 健康贴士

【病解】

三叉神经是主管面部感觉和各咀嚼肌运动的神经。因其从脑干发出后有3个分支，故称三叉神经。三叉神经痛是常见疾病，是发生于三叉神经分布区域内的短暂的、反复发作的剧烈疼痛。中医认为，此病病因与头痛基本一致，多因外感风寒、风热扰窍、或风湿阻遏、瘀血阻络所致。

【对症灸治】

临床表现　剧烈疼痛，如刀割样、针刺样、火烧样难受，以至于涕泪俱下、大汗淋漓。一次发作持续数秒钟至数分钟，疼痛自动停止，间隔一段时间又可复发。疼痛可因触及面部某一点（如谈笑、刷牙、洗脸时）而诱发，该点称为扳机点。通常多发于三叉神经的第2支与第3支，单发于第1支者较少见。疼痛多发于上下唇、鼻翼、眼眶等处，逐渐向外放射。在发作1周或数月后常可自行缓解至数年，即为缓解期。病情越长，发作越剧烈，缓解期越短暂。

灸治取穴　太阳、悬颅。第1支加攒竹、阳白；第2支加颧髎、耳门；第3支加承浆、颊车、翳风；反复发作者，加肝俞、胆俞。

灸治方法　取9～12厘米长的灯芯草（即灯草），或用纸绳蘸香油或其他植物油少许，约浸透3厘米长点燃起火苗，快速对所选的穴位各灼灸一下，每日或隔日1次。

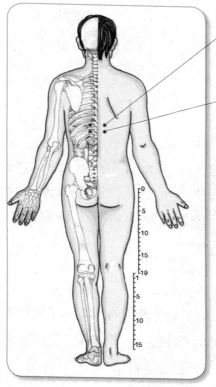

❶ 肝俞穴　在背部，当第9胸椎棘突下，旁开1.5寸。

❷ 胆俞穴　在背部，当第10胸椎棘突下，旁开1.5寸。

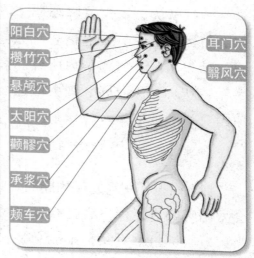

阳白穴
攒竹穴
悬颅穴
太阳穴
颧髎穴
承浆穴
颊车穴

耳门穴
翳风穴

健康贴士

饮食要有规律，宜选择质软、易嚼食物；饮食要营养丰富，平时应多吃些含维生素丰富及有清火解毒作用的食品；食品以清淡为宜，多食新鲜水果、蔬菜及豆制类，少食肥肉；吃饭、漱口、说话、刷牙、洗脸动作宜轻柔，以免诱发扳机点而引起三叉神经痛；注意头、面部保暖，避免局部受冻、受潮，不用太冷、太热的水洗脸；平时应保持情绪稳定，不宜激动，常听柔和音乐，心情平和，保证充足的睡眠。

支气管哮喘

【病解】

中医认为，支气管哮喘属"哮喘"范畴，系由宿痰内伏于肺，每因外邪、饮食、情志、劳倦等诱因而引发，以致痰阻气道、肺失肃降、气道挛急所致。病位主要在肺，但亦与脾、肾关系密切。肺失宣降、脾失健运、肾失摄纳为本病发病的根本原因。

【对症灸治】

临床表现　反复发作的胸闷、咳嗽、呼吸困难，呼气时喉中会发出哮鸣音，严重者持续发作时间较长，患者常张口抬肩呼吸，口唇、指甲青紫，不能平卧，大量出冷汗，甚至可导致昏迷、呼吸衰竭或死亡。

灸治取穴　天突、膻中、中府、云门、大椎、定喘、肺俞、肾俞；外感风寒流涕、鼻塞者加灸风池、风门、太渊、合谷；痰多胸满者加灸足三里、丰隆。

灸治方法　用艾炷隔姜灸，把大于艾条的生姜切成0.3厘米厚度的生姜片，置于穴位。艾炷点燃置生姜片上，以患者感觉皮肤灼热为度，或以忍受热度为度，即把生姜片及艾炷火置另一穴位上。以此类推，灸完所需灸的穴位为止。每日灸1次，20次为一个疗程，一般灸1~2个疗程。

【自我取穴】

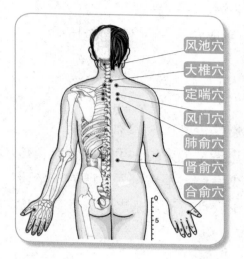

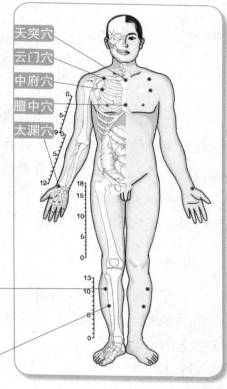

 足三里　在小腿前外侧，当犊鼻下3寸，距胫骨前缘1横指（中指）。

❷ 丰隆穴　在小腿前外侧，当外踝尖上8寸，条口外，距胫骨前缘2横指（中指）。

健康贴士

　　支气管哮喘患者打扫卫生或者寒冷天外出，要戴上口罩。老年人冬季不要到人多的地方去，注意预防感冒。由于洗澡常常是哮喘发作的诱因，所以在容易引起发作的季节，要在身体情况好时入浴，应注意保持洗澡水的温度。另外，过劳和过食都容易引发哮喘，避免过劳和过食。慎重进行预防接种，少食生冷瓜果。

肺结核

【病解】

肺结核是由结核杆菌引起的慢性传染病，俗称"痨病"，是一种常见的呼吸道传染病。排菌患者是传染源，主要经呼吸道传播，在人体抵抗力低下时容易感染发病。本病可累及所有年龄段人群，但以青壮年居多，男性多于女性，近年来老年人发病有增加趋势。本病属中医"肺痨"范畴。

【对症灸治】

临床表现　一般起病缓慢，病程较长，临床以咳嗽、咳痰、咯血、胸痛、发热盗汗、体重减轻为主要表现，兼有全身不适、乏力、倦怠、心悸、烦躁、月经不正常、不能坚持日常工作等症状。

灸治取穴　肺俞、膏肓、太溪、关元、肾俞。食欲缺乏者加胃俞、脾俞；气喘者加膻中；咯血者加孔最。

灸治方法　用艾条温和灸或回旋灸每次取2~5穴，各灸15~20分钟，每日灸1次，10次为一个疗程；或用艾炷隔姜灸，每次取1~3穴，用枣核大的艾炷，各灸5~7壮，每日或隔日灸12次，10次为一个疗程；或用艾炷瘢痕灸，每次取3穴，用如麦粒大的艾炷直接放于穴位上，各灸7~10壮，灸完后贴上灸疮膏。

【自我取穴】

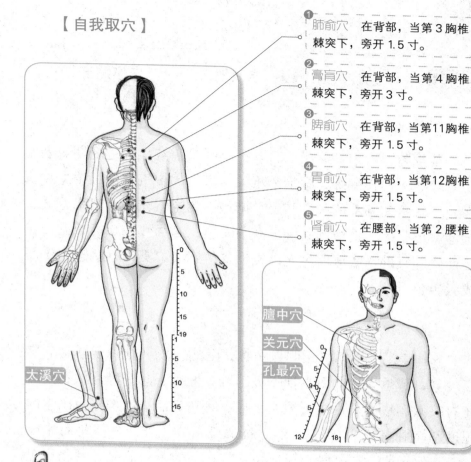

❶ 肺俞穴　在背部，当第3胸椎棘突下，旁开1.5寸。

❷ 膏肓穴　在背部，当第4胸椎棘突下，旁开3寸。

❸ 脾俞穴　在背部，当第11胸椎棘突下，旁开1.5寸。

❹ 胃俞穴　在背部，当第12胸椎棘突下，旁开1.5寸。

❺ 肾俞穴　在腰部，当第2腰椎棘突下，旁开1.5寸。

太溪穴

膻中穴

关元穴

孔最穴

健康贴士

　　肺结核患者在家中要实行隔离治疗。肺结核患者是散布结核病的根源，患者的分泌物、用具等均须与健康人分开；患者的衣被要经常用日光曝晒消毒；患者痊愈后，房间要进行彻底消毒。可将艾草卷点燃熏或将米醋按每立方米空间用1~2调羹放在炉上蒸熏，再用3%浓度的漂白粉上清液或3%浓度的来苏水向空间、地面喷雾，关闭门窗1~2小时；患者的用品、食具、痰液、呕吐物等都要消毒，特别注意患者痰液要吐在纸上或痰盂里，进行焚烧或消毒后再倒去。

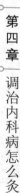

肺气肿

病解 ➡ 对症灸治 ➡ 自我取穴 ➡ 健康贴士

【病解】

肺气肿，古谓"肺胀"，多见于呼吸系统疾病之晚期。老年患者较多，病程缠绵，根治颇难。本病常因支气管炎、喘息、咳嗽、百日咳使肺部的弹性减退、肺泡内的空气充满、出纳迟缓、肺泡愈形膨大，造成肺气肿。久咳不愈，必导致肺功能减退，迁延而致肺气肿。临床所见尤以慢性支气管炎、支气管喘息转化而成者居多。

【对症灸治】

临床表现　早期可无明显症状，随病情发展则出现活动后气短现象，严重者活动后出现呼吸困难、发绀、心悸等症状；同时还有咳嗽、咳痰、食欲不振、头痛、哮喘等症状。按呼吸困难的程度肺气肿可分成4级：Ⅰ级，能胜任日常工作，在平地行走无气短，但上坡、登楼时出现气短症状，易劳累；Ⅱ级，勉强可工作，慢走无气短，一般速度走路时气急，冬季病情加重，往往需休息；Ⅲ级，不能正常工作，穿衣、洗脸、说话、大便等日常活动都会出现气短，劳动能力基本丧失；Ⅳ级，休息时也有气短现象，完全丧失劳动能力。

灸治取穴　①肺俞、心俞、肾俞、膏肓、足三里；②大椎、定喘、太渊、太溪、膻中。

灸治方法　用艾条温和灸①组穴，其中悬灸肺俞穴，每穴灸5~10分钟，培元固本以纳气；再用艾炷隔姜灸②组穴，各灸10~15分钟，以祛邪平喘。均以局部皮肤温热潮红为度，每日或隔日灸1次，10次为一个疗程。

【自我取穴】

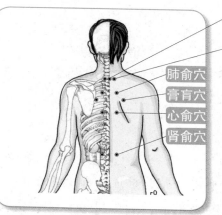

肺俞穴
膏肓穴
心俞穴
肾俞穴

❶ 大椎穴　在后正中线上，第 7 颈椎棘突下凹陷中。

❷ 定喘穴　位于人体背部，第 7 颈椎棘突下，旁开0.5寸。

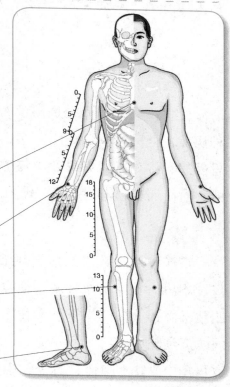

❸ 膻中穴　在胸部，当前正中线上，平第 4 肋间，两乳头连线的中点。

❹ 太渊穴　在腕掌侧横纹桡侧，桡动脉搏动处。

❺ 足三里　在小腿前外侧，当犊鼻下 3 寸，距胫骨前缘1横指（中指）。

❻ 太溪穴　在足内侧，内踝后方，当内踝尖与跟腱之间的凹陷处。

健康贴士

　　多走动、锻炼，增加耐受力，经常在空气新鲜的地方做适度运动；保持环境卫生，减少空气污染，远离工业废气；必要时用鼻呼吸，吸气时闭嘴深吸，吐气慢，嘴微开；少去公共场所，预防感冒；注意饮用品的消毒，勿随地吐痰；努力培养良好的兴趣爱好，保持身心健康；饮食定量定时，戒烟、酒，避免过度劳累和剧烈运动，尤其要戒烟。

反胃

【病解】

反胃，又称翻胃，是指食入不化、脘腹痞胀、朝食暮吐的一种病症，西医称幽门梗阻。多因饮食不节，酒色过度，或长期忧思郁怒，损伤脾胃而导致中焦虚寒，食滞胃中，终形成痰凝、气滞、血瘀而引起幽门痉挛、梗阻或胃中肿物阻塞所致。

【对症灸治】

临床表现　脘腹胀满、朝食暮吐、吐出宿食痰涎、吐尽始舒、不思饮食、形瘦神疲、便少乏力；或眩晕耳鸣、腰膝酸软、四肢不温；或口燥唇干、大便不行、舌淡苔白或干红苔少、脉细弱或沉细无力。

灸治取穴　脾俞、胃俞、中脘、章门、足三里、中魁。肾阳虚加肾俞、气海、关元；气阴两虚者加梁门、天枢、三阴交。

灸治方法　用艾炷无瘢痕灸，每次取3~5穴，以中魁穴为主，各灸10~15分钟，每日灸1~2次；或用艾炷隔姜灸，每次取3~5穴，各灸15~20分钟，每日灸1次；或用灯火灼灸，每次取3穴，各灼灸1下，3日1次。

【自我取穴】

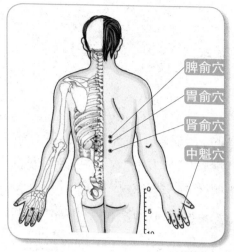

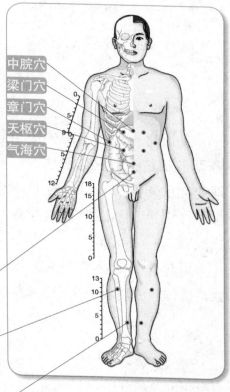

脾俞穴
胃俞穴
肾俞穴
中魁穴

中脘穴
梁门穴
章门穴
天枢穴
气海穴

 关元穴　在腰部，当第5腰椎棘突下，旁开1.5寸。

② 足三里　在小腿前外侧，当犊鼻下3寸，距胫骨前缘1横指（中指）。

③ 三阴交　在小腿内侧，当足内踝尖上3寸，胫骨内侧缘后方。

健康贴士

　　尽可能食用养胃的食物，如热粥、糊类食品、麦片、热牛奶等，尽量少吃刺激性强的食物，如咖喱、辣椒、酒等。如果确实因工作需要而无法按时就餐，要先用温开水、粥、饼干、面包等容易消化的食物应急垫底。但是要注意千万不要喝冷饮，以及进食芋头、牛肉等难以消化的食物。

急性胃炎

病解 ➡ 对症灸治 ➡ 自我取穴 ➡ 健康贴士

【病解】

急性胃炎系由不同病因引起的胃黏膜急性炎症。病变严重者可累及黏膜下层与肌层，甚至深达浆膜层。本病按病因及病理变化的不同，分为急性单纯性胃炎、急性糜烂性胃炎、急性腐蚀性胃炎、急性化脓性胃炎。本病多属于中医的"胃痛""呕吐""恶心"等范畴。

引起此病的主要因素有细菌和病毒的感染，理化因素的刺激，机体应激反应及全身疾病的影响等。

【对症灸治】

临床表现　上腹部不适、疼痛、恶心、呕吐、吐血、便血等。胃脘部不同程度压痛。伴随消化道出血时可观察到吐血或黑便。

灸治取穴　中脘、足三里、神阙、脾俞、胃俞。恶寒发热者，加风池、大椎、风门；呕吐痰涎者，加丰隆、章门、公孙；宿食不化者，加下脘；干呕者，加间使；肝郁者，加太冲、阳陵泉；呕吐者，加丘墟。

灸治方法　用艾条温和灸，每穴各灸10~15分钟，每日灸2次或3次，7日为一个疗程；或用艾炷隔姜灸，将姜片置穴上，取如花生米大的艾炷置姜片上点燃，每穴各灸10~15分钟，每日灸1次，10次为一个疗程；或用艾炷隔盐灸，取神阙穴，填满食盐，上置如枣核大的艾炷，点燃灸之，每次灸5~7壮，每日灸1次，10次为一个疗程。

【自我取穴】

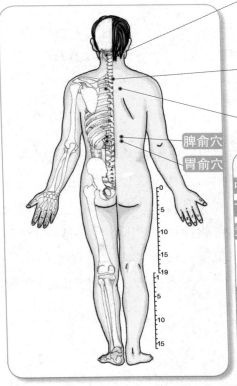

脾俞穴
胃俞穴

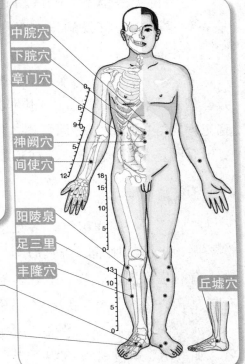

中脘穴
下脘穴
章门穴

神阙穴
间使穴

阳陵泉
足三里
丰隆穴

丘墟穴

❹ 太冲穴　在足背侧，当第1跖骨间隙的后方凹陷处。

❺ 公孙穴　在足内侧缘，当第一跖骨基底部的前下方。

健康贴士

注意饮食卫生，不喝生水，不吃腐烂瓜果和变味食品；不暴饮暴食，慎食肥甘厚味油腻之品。

第四章　调治内科病怎么灸

113

慢性胃炎

病解 ➡ 对症灸治 ➡ 自我取穴 ➡ 增效食疗方

【病解】

慢性胃炎系指不同病因引起的各种慢性胃黏膜炎性病变，是一种常见病，其发病率在各种胃病中居首位。慢性胃炎属中医"胃脘痛""痞满"等症范畴，多因长期饮食不规律、饥饱失常；或饮食不节、喜食辛辣、过食生冷而损伤脾胃；或因精神刺激、情志不畅、气机逆乱、肝邪犯胃；或外邪内侵、劳累受寒、克犯脾胃等因所致。每遇劳累过度、饮食失节、精神刺激或气候变化而反复发作，迁延不愈或加剧。

【对症灸治】

临床表现　病程缓慢，多数患者有不同程度的消化不良、食欲不振、上腹部胀痛，进食后明显。胆汁反流性胃炎有持续性疼痛。有的患者出现恶心、呕吐、呕血、大便呈黑色等；还有的可有贫血、消瘦、舌炎、舌萎缩、腹泻等症状。

灸治取穴　脾俞、胃俞、中脘、足三里、内关。脾胃虚寒者，加气海、关元；肝气犯胃者，加章门、肝俞、期门；胃酸过多者，加阳陵泉。

灸治方法　用艾条温和灸，每次取4穴或5穴，各灸10~15分钟，每日灸1次，10次为一个疗程，每疗程间休息5天，再行下一个疗程；或用艾炷隔姜灸，每次取2~4穴，各灸5~7壮，每日或隔日灸1次，10次为一个疗程。

【自我取穴】

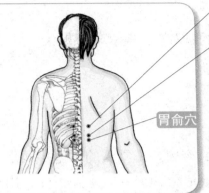

胃俞穴

① 肝俞穴　在背部，当第9胸椎棘突下，旁开1.5寸。

② 脾俞穴　在背部，当第11胸椎棘突下，旁开1.5寸。

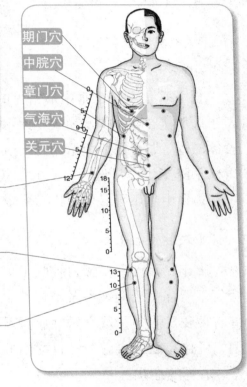

期门穴
中脘穴
章门穴
气海穴
关元穴

③ 内关穴　在前臂掌侧，当曲泽与大陵的连线上，腕横纹上2寸，掌长肌腱与桡侧腕屈肌腱之间。

④ 阳陵泉　在小腿外侧，当腓骨小头前下方凹陷处。

⑤ 足三里　在小腿前外侧，当犊鼻下3寸，距胫骨前缘1横指（中指）。

 增效食疗方

木瓜姜汤：生姜30克，木瓜500克，米醋300克。将上述几味同放瓦锅中加水煮汤。分2~3次服完。2~3天1剂，可常服。可健脾益气，温中和胃。适用于慢性胃炎属脾胃虚寒型，胃脘隐痛、喜暖喜按、食欲减退、饭后饱胀、神疲乏力等症。

胃下垂

病解 → 对症灸治 → 自我取穴 → 健康贴士

【病解】

胃下垂是内脏下垂中最常见的疾病。正常人的胃呈牛角形，位于腹腔上部。如果胃由牛角形变成鱼钩形垂向腹腔下部，出现食欲减退、饭后腹胀等消化系统症状，即患了胃下垂。胃下垂是胃体下降至生理最低线以下的位置。多因长期饮食失节，或劳倦过度，致中气下降、升降失常所致。

【对症灸治】

临床表现　患者感到腹胀（食后加重，平卧减轻）、恶心、嗳气、胃痛（无周期性及节律性，疼痛性质与程度变化很大），偶有便秘、腹泻，或交替性腹泻及便秘。患此病者，多为瘦长体型，可伴有眩晕、乏力、直立性低血压、昏厥、食后胀满、食欲差、心悸等症状。

灸治取穴　百会、脾俞、胃俞、中脘、梁门、气海、关元、足三里。

灸治方法　用艾炷隔姜灸或艾条温和灸，每次取3~5穴，各灸10~20分钟，每日灸1次，10次为一个疗程；或用温针灸，每次取3~5穴，各灸10~15分钟，隔日1次，10次为一个疗程。

【自我取穴】

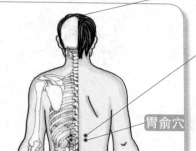

胃俞穴　中脘穴

❶ 百会穴　在头部，当前发际正中直上5寸，或两耳尖连线中点处。

❷ 脾俞穴　在背部，当第11胸椎棘突下，旁开1.5寸。

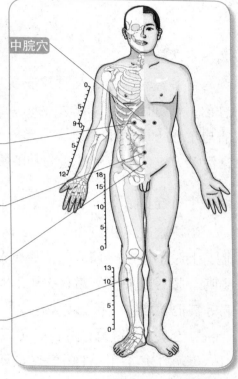

❸ 梁门穴　在上腹部，当脐中上4寸，距前正中线2寸。

❹ 气海穴　在下腹部，前正中线上，当脐中下1.5寸。

❺ 关元穴　在下腹部，前正中线上，当脐中下3寸。

❻ 足三里　在小腿前外侧，当犊鼻下3寸，距胫骨前缘1横指（中指）。

健康贴士

　　胃下垂患者卧床宜头低脚高，可以在床脚垫高两块砖头。选用的食品应富有营养，容易消化，但体积要小。高能量、高蛋白、高脂肪食品适当多于蔬菜水果，以求增加腹部脂肪而上托胃体。少食多餐，以减轻胃的负担，避免暴饮暴食。不宜久站和剧烈跳动，性生活对体质衰弱者是较大的负担，应尽量减少房事次数。

第四章　调治内科病怎么灸

胃神经官能症

【病解】

胃神经官能症，又称胃肠道功能紊乱，是一组胃肠综合征的总称，精神因素为本病发生的主要诱因，如情绪紧张、焦虑、生活与工作上的困难、烦恼、意外不幸等，均可干扰中枢神经的正常活动，进而引起胃肠道的功能障碍。

【对症灸治】

临床表现　出现呕吐、恶心、厌食、反酸、嗳气、食后饱胀、上腹不适或疼痛症状。肠部症状表现为腹痛或不适、腹胀、肠鸣、腹泻或便秘。常伴失眠、焦虑、精神涣散、精神失常、头痛等其他功能性症状。

灸治取穴　胃俞、肝俞、足三里、内关。

灸治方法　用艾炷隔姜灸或艾条温和灸，每个穴各灸10~15分钟，每日或隔日灸1次，10次为一个疗程。

【自我取穴】

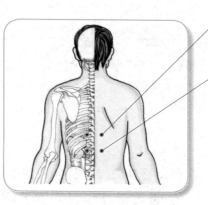

❶ 肝俞穴　在背部，当第9胸椎棘突下，旁开1.5寸。

❷ 胃俞穴　在背部，当第12胸椎棘突下，旁开1.5寸。

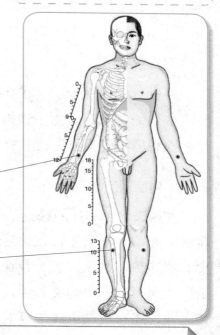

❸ 内关穴　在前臂掌侧，当曲泽与大陵的连线上，腕横纹上2寸，掌长肌腱与桡侧腕屈肌腱之间。

❹ 足三里　在小腿前外侧，当犊鼻下3寸，距胫骨前缘1横指（中指）。

健康贴士

　　胃肠神经官能症患者要重视心理卫生，解除心理障碍，调节脏器功能；适当参加体育锻炼和娱乐活动，学会幽默可以减少心理上的挫折感，求得内心的安宁，增加愉快的体验；生活起居应有规律，少熬夜，不过分消耗体力、精力，主动适应社会及周围环境，注意季节、气候变化及人际关系等因素对机体的不良影响，避免胃肠道功能紊乱的发生或发展；注意饮食卫生，吃饭时一定要细嚼慢咽，使食物在口腔内得到充分的磨切，减轻胃的负担，使食物更易于消化，尽量少吃刺激性食品，更不能饮酒和吸烟。

缺铁性贫血

病解 → 对症灸治 → 自我取穴 → 健康贴士

【病解】

缺铁性贫血是体内铁的储存不能满足正常红细胞生成的需要而发生的贫血，是由于铁摄入量不足、吸收量减少、需要量增加、铁利用障碍或丢失过多所致。

【对症灸治】

临床表现　一般有疲乏、烦躁、心悸、气短、头晕、头疼等症状。儿童表现为生长发育迟缓、注意力不集中。部分患者有厌食、胃灼热、胀气、恶心及便秘等胃肠道症状。少数严重患者可出现吞咽困难、口角炎和舌炎。缺铁性贫血患者体检会发现，除贫血外，还有皮肤干燥皱缩、毛发干枯易脱落及指甲薄平、不光滑、易碎裂，甚至呈匙状甲（见于长期严重患者）。

灸治取穴　①膈俞、脾俞穴。②足三里、合谷、膏肓、气海、大椎穴。

灸治方法　用温和灸，灸①组穴位，每次每穴15~20分钟，长期坚持。刺激这两个穴位可以促进骨骼的造血功能。背部的穴位不容易艾灸，可以使用艾灸盒。或采用艾条温和灸法，灸②组穴位，每穴灸5~10分钟，以局部皮肤温热潮红为度，每日1次，10次为一疗程。

【自我取穴】

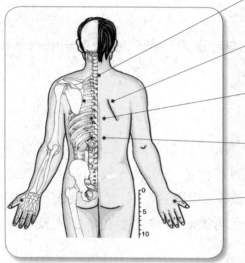

① 大椎穴　在后正中线上，第7颈椎棘突下凹陷中。

② 膏肓穴　在背部，当第4胸椎棘突下，旁开3寸。

③ 膈俞穴　在背部，当第7胸椎棘突下，旁开1.5寸。

④ 脾俞穴　在背部，当第11胸椎棘突下，旁开1.5寸。

⑤ 合谷穴　在手背，第1、第2掌骨间，当第2掌骨桡侧的中点处。

⑥ 气海穴　在下腹部，前正中线上，当脐中下1.5寸。

⑦ 足三里　在小腿前外侧，当犊鼻下3寸，距胫骨前缘1横指（中指）。

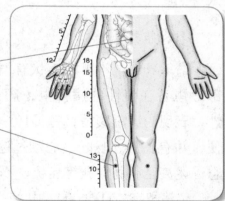

健康贴士

缺铁性贫血患者可多吃动物的内脏，如心、肝、肾以及牛肉、鸡蛋黄、大豆、菠菜、红枣、黑木耳等。多补充高热量、高蛋白、多维生素、多矿物质的饮食，以助于恢复造血功能。避免过度劳累，保证充足的睡眠。

结肠炎

病解 → 对症灸治 → 自我取穴 → 健康贴士

【病解】

结肠炎属于肠道疾病的一种，是以结肠、乙状结肠和直肠为发病部位的肛肠病，表现为因各种致病原因导致肠道的炎性水肿、溃疡、出血病变。发病部位在结肠黏膜上，而且会出现小的囊状区域。结肠炎有急性与慢性两类。通常发生在年轻人及中年人身上。

【对症灸治】

临床表现　常见的症状有消瘦、乏力、发热、贫血等。有少部分患者在慢性的病程中，病情突然恶化或初次发病就呈暴发性，表现为严重腹泻，每日10~30次，排出含血、脓、黏液的粪便，并有高热、呕吐、心动过速、衰竭、失水、电解质紊乱、神志昏迷甚至结肠穿孔等症状，不及时治疗可以造成死亡。

灸治取穴　①神阙、中脘、关元、气海、足三里、梁丘。②中脘、神阙、天枢、关元、结肠压痛点、足三里、大肠俞、小肠俞、关元俞。

灸治方法　对①组穴位采用温和灸法，每天艾灸1~2次，每穴10分钟，10天为一个疗程；或用艾炷无瘢痕灸②组穴，每次取3~5穴，各灸10~15分钟，每日灸1次，10天为一个疗程，每疗程间隔5日。

所有穴位都可用移动灸，每天1次，长期坚持可见疗效。

【自我取穴】

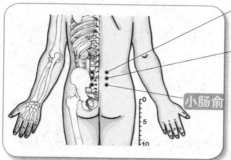

小肠俞

❶ 大肠俞 在腰部，当第4腰椎棘突下，旁开1.5寸。

❷ 关元俞 在腰部，当第5腰椎棘突下，旁开1.5寸。

中脘穴
神阙穴
天枢穴

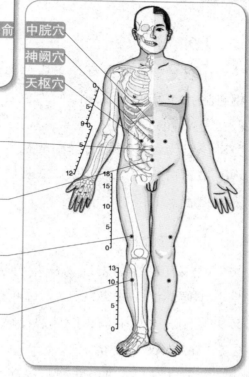

❸ 气海穴 在下腹部，前正中线上，当脐中下1.5寸。

❹ 关元穴 在下腹部前正中线上，当脐中下3寸。

❺ 梁丘穴 在髂前上棘与髌骨底外侧端的连线上，髌骨底上2寸。

❻ 足三里 在小腿前外侧，当犊鼻下3寸，距胫骨前缘1横指（中指）。

健康贴士

注意蛋白质及维生素的摄入。在日常饮食中适当多选用一些易消化的优良蛋白质食品，如鱼、蛋、豆制品以及含维生素丰富的嫩绿叶蔬菜、鲜果汁和菜汁等，注意饮食卫生。慢性肠炎患者身体虚弱，抵抗力差，尤其胃肠易并发感染，因而更应注意饮食卫生。不吃生冷、坚硬及变质食物，禁食酒类以及辛辣、刺激性强的食物和调味品，尽量不在不卫生的饭店、街头摊位用餐。

第四章 调治内科病怎么灸

中 暑

【病解】

中暑是指在高温环境下人体体温调节功能紊乱而引起的以中枢神经系统和循环系统障碍为主要表现的急性疾病。在高温（一般指室温超过35℃）环境中或炎夏烈日曝晒下从事一定时间的劳动，且无足够的防暑降温的措施，常易发生中暑。根据临床表现，中暑可分为伤暑、暑风或暑厥。伤暑为较轻者，暑风或暑厥为较重者。

【对症灸治】

临床表现　多表现为汗多身热、心烦口渴、气粗、四肢疲乏、小便赤涩；或突发高热、神志不清、面赤，甚则角弓反张、牙关紧闭、手足抽搐；或体热汗微、气喘或口张，状若中风，脉多洪濡、滑数。

灸治取穴　大椎、曲池、合谷、内关、足三里。牙关紧闭者，加承山；手足抽搐者，加后溪、涌泉；暑热夹湿者，加阴陵泉。

灸治方法　用艾炷隔盐灸，每穴灸3~5壮，每日1次或2次；或用艾条温和灸，每穴灸10~15分钟，以苏醒为度。

【自我取穴】

涌泉穴　在足底部，卷足时足前部凹陷处，约当第2、第3趾趾缝纹头端与足跟连线的前1/3与后2/3交点上。

❷ 大椎穴 在后正中线上，第7颈椎棘突下凹陷中。

❸ 曲池穴 在肘横纹外侧端，屈肘，当尺泽与肱骨外上髁连线中点。

❹ 后溪穴 在手掌尺侧，微握拳，当小指本节(第5指掌关节)后的远侧掌横纹头赤白肉际。

❺ 合谷穴 在手背，第1、第2掌骨间，当第2掌骨桡侧的中点处。

❻ 承山穴 在小腿后面正中，委中与昆仑之间，当伸直小腿或足跟上提时腓肠肌肌腹下出现尖角凹陷处。

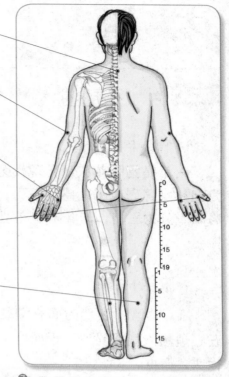

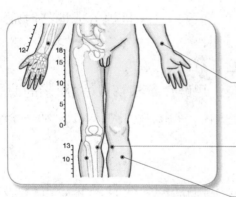

❼ 内关穴 在前臂掌侧，当曲泽与大陵的连线上，腕横纹上2寸，掌长肌腱与桡侧腕屈肌腱之间。

❽ 阴陵泉 在小腿内侧，当胫骨内侧踝后下方凹陷处。

❾ 足三里 在小腿前外侧，当犊鼻下3寸，距胫骨前缘1横指（中指）。

健康贴士

　　为防止中暑，应保持室内通风，降低室温，室内起码要有电扇通风、降温；高温下工作时间不宜过久，每天尽量不要超过8小时；降低劳动强度，备好防暑降温饮料，尽量多补充淡盐开水或含盐饮料；保证充足睡眠，多吃些营养丰富的水果和蔬菜。尽量穿透气、散热的棉质衣服。

眩 晕

【病解】

眩晕是指眼花头晕，现代医学认为，眩晕是人体对于空间的定向感觉障碍或平衡感觉障碍，是多种疾病的一种症状。临床上将眩晕分为三型，即肝阳上亢型、痰湿中阻型、气血不足型。

【对症灸治】

1. 肝阳上亢型

临床表现　表现为面有潮红、少寐多梦、耳鸣、腰膝酸软、五心烦热、气躁易怒、舌质红、脉细数，且一旦烦劳或恼怒时症状便会加重。

灸治取穴　风池、肝俞、肾俞、行间、太冲。

灸治方法　用艾炷隔芹菜根灸，用鲜芹菜根切成0.2厘米的薄片，置穴上，再放艾炷，各灸3~5壮，每日灸1次，10次为一个疗程。

2. 痰湿中阻型

临床表现　表现为头重如蒙、胸膈痞闷、少食多寐、舌苔白腻、脉滑。

灸治取穴　百会、肾俞、命门、太溪、三阴交、涌泉。

灸治方法　用艾条温和灸，每个穴灸10~15分钟，每日或隔日灸1次，10次为一个疗程。

3. 气血不足型

临床表现　头晕目眩、面色苍白、唇白不华、心悸少寐、神疲乏力、舌质淡、脉细弱。

灸治取穴　中脘、内关、太渊、足三里、阴陵泉、丰隆。

灸治方法　用艾炷隔姜灸，每个穴位各灸3~7壮，每日或隔日灸1次，5~10日为一个疗程。

【自我取穴】

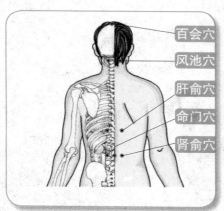

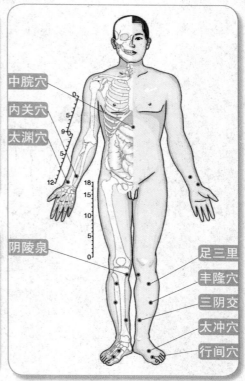

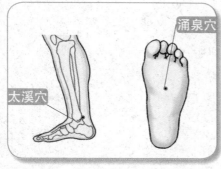

增效食疗方

双耳汤：银耳、黑木耳各10克，冰糖30克。将银耳、黑木耳用温水水发，摘除根蒂，去除杂质，洗净；放入瓷碗中，加入冰糖，放入适量水；将双耳置于蒸笼中，蒸1小时，待双耳熟烂时即成。食用时，宜空腹分次服用。可滋肾润肺，补虚强身，治疗肾、肺阴虚导致的眩晕。

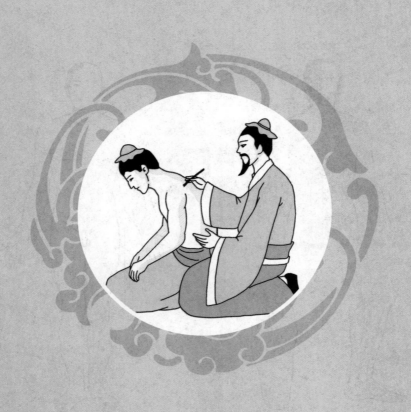

调治外科病怎么灸

痔疮、颈椎病、肠梗阻……这些外科疾病类别繁多，不仅痛苦，往往还会搞得你没有"面子"，如何才能防患于未然呢？艾灸是你简单而神奇的养生之法，让你在享受灸疗保健的同时，在不经意间将那些可能侵袭健康的疾患扼杀在萌芽状态。

颈椎病

病解 → 对症灸治 → 自我取穴 → 增效食疗方

【病解】

颈椎病又称颈椎综合征，是指颈椎及其周围软组织，如颈间盘、后纵韧带、黄韧带、脊髓鞘膜等发生病理改变而导致颈神经根、颈部脊髓、椎动脉及交感神经受到压迫或刺激而引起的综合征。该病好发于40岁以上成年人，发病患者群不分男女，是临床常见的多发病。颈椎病多因身体虚弱、肾虚精亏、气血不足、濡养欠乏；或气滞、痰浊、瘀血等病理产物积累，致经络瘀滞、风寒湿邪外袭，痹阻于太阳经脉，经脉不通、筋骨不利而发病。

【对症灸治】

临床表现　头颈、肩臂麻木疼痛，重者肢体酸软乏力，甚则大小便失禁、瘫痪。部分患者可有头晕、耳鸣、耳痛和握力减弱及肌肉萎缩等症状。

灸治取穴　阿是、风池、肩井、天柱、膈俞、肾俞、大椎、曲池、列缺、合谷、后溪。经脉闭阻者，加颈椎夹脊穴；气滞血瘀者，加血海、三阴交；肝肾不足者，加颈椎夹脊穴、完骨、太溪、太冲、三阴交。

灸治方法　用艾条温和灸，每次取3~5穴（以局部及上肢穴为主），各灸15~20分钟，每日灸1次，10次为一个疗程；或用温针灸，每次取3~5穴，各灸10~15分钟，每日治疗1次，10次为一个疗程；或用艾炷隔活络丹灸，每次取3~5穴，将大活络丹切成薄片，贴在穴位上，上置艾炷施灸，各灸15~20分钟，每日灸1次，10次为一个疗程。

【自我取穴】

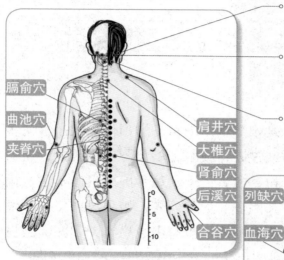

❶ 完骨穴　在头部，当耳后乳突的后下方凹陷处。

❷ 风池穴　在项部，当枕骨之下，与风府相平，胸锁乳突肌与斜方肌上端之间的凹陷处。

❸ 天柱穴　在项部大筋（斜方肌）外缘之后发际凹陷中，约当后发际正中旁开 1.3 寸。

膈俞穴
曲池穴
夹脊穴
肩井穴
大椎穴
肾俞穴
后溪穴
合谷穴

列缺穴
血海穴
太溪穴

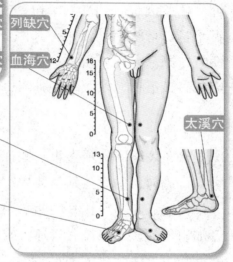

❹ 三阴交　在小腿内侧，当足内踝尖上3寸，胫骨内侧缘后方。

❺ 太冲穴　在足背侧，当第1跖骨间隙的后方凹陷处。

增效食疗方

桑枝煲鸡：老桑枝60克，母鸡1只（约1000克），食盐少许。将母鸡去除毛、内脏，洗净，切块，与老桑枝一同放砂锅内，加适量水，煮沸后，以文火煲汤，待肉熟烂后，加入少许盐调味，即可饮汤食鸡肉。可补肾精，通经络，治疗经络阻痹所致的颈椎病。

第五章　调治外科病怎么灸

131

落 枕

【病解】

落枕又名"失枕"，是颈部软组织常见的损伤症状。落枕多因睡眠时枕头过高、过低或过硬，或躺卧姿势不良等因素，使颈部一侧肌肉长时间受到牵拉，或者由于素体亏虚、气血不足、循行不畅、舒缩活动失调，又因夜寐肩部外露，遭受风寒侵袭，致使气血凝滞、经络痹阻、不通则痛。也有少数患者因颈部突然扭转或肩扛重物，致使部分肌肉扭伤，发生痉挛性疼痛而致本病。

【对症灸治】

临床表现 颈项强直、酸胀、转动失灵、强转可痛剧。轻者可自行痊愈，重者可延至数周。

灸治取穴 落枕、阿是、悬钟、天柱。肩痛者加肩髃；背痛者加肩外俞；风寒侵袭者加大椎、合谷。

灸治方法 用艾条回旋灸，每次取3~5穴（常选局部或邻近穴位），各灸20~30分钟，每日灸1~2次，中病即止。或用温灸器灸，取颈、肩部穴位（如天柱、大椎、肩髃、肩外俞），每次灸20~30分钟，每日灸1~2次，中病即止。

【自我取穴】

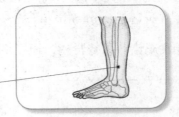

❶ **悬钟穴** 在小腿外侧，当外踝尖上3寸，腓骨前缘。

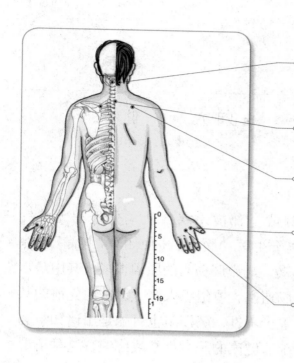

② 天柱穴　在项部大筋（斜方肌）外缘之后发际凹陷中，约当后发际正中旁开1.3寸。

③ 大椎穴　在后正中线上，第7颈椎棘突下凹陷中。

④ 肩外俞　背部，当第1胸椎棘突下，旁开3寸。

⑤ 合谷穴　在手背，第1、第2掌骨间，当第2掌骨桡侧的中点处。

⑥ 落枕穴　在手背侧，当第2、第3掌骨之间，掌指关节后约0.5寸处

⑦ 肩髃穴　在锁骨肩峰端下缘，当上臂平举时呈现的凹陷处，把手臂水平上举，在肩部会形成两个凹陷，前面那个凹陷即是。

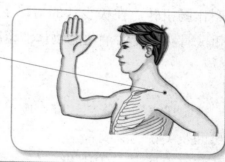

健康贴士

　　预防落枕，睡觉时枕头应软硬适当、高低适宜，侧卧时枕高约与一侧肩宽相同，从而维持颈部的内外平衡；寒冷季节或在空调房间睡觉时，颈项部不宜裸露于外，避免受凉。对于短期内多次落枕的患者，应积极预防颈椎病的发生；若疼痛较剧烈，可配合应用止痛剂以缓解痛苦；平时经常做颈部自我按摩，以疏通颈部的经络，防止颈部软组织劳损。

肠梗阻

病解 → 对症灸治 → 自我取穴 → 健康贴士

【病解】

肠梗阻即肠道一部分或全部被堵塞，使消化过程无法完成的一种症状。肠梗阻属于中医"腹胀""便闭""腹满""寒疝""痰饮""关格"等范畴。导致肠梗阻的原因很多，其中最常见的是绞窄性疝、粘连性肠堵塞，或组织束缚（通常由先前的某种炎症或外科手术造成）等。不过，肠梗阻也可能是由诸如结肠癌等赘生物造成的。有时部分健康的肠会打结或绕缠，这种情形叫作肠扭转。在极少数的情形下，肠梗阻还可能是由于误吞的硬币或骨头等无法消化的物体滞留肠内造成。

【对症灸治】

临床表现　腹部绞痛、呕吐、无大便、肛门不排气，听诊或可闻及尖锐的肠鸣音。

灸治取穴　①中极、气海、大肠俞、三焦俞、承山、上巨虚。②神阙、关元。

灸治方法　用艾炷隔姜灸或艾炷温和灸，每次取①组3~5穴，各灸10~15分钟，每日灸1次或2次；或用艾炷隔葱盐灸，取食盐、葱白各适量，共捣烂如泥做成小圆饼状，厚约0.5厘米，直径大于艾炷底部，覆盖在②组穴位上，上置艾炷，点燃各灸10~15分钟，每日灸1次或2次，治愈为止。

【自我取穴】

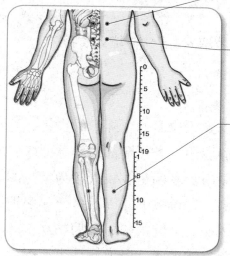

1 三焦俞　在腰部，当第1腰椎棘突下，旁开1.5寸。

2 大肠俞　在腰部，当第4腰椎棘突下，旁开1.5寸。

3 承山穴　在小腿后面正中，委中与昆仑之间，当伸直小腿或足跟上提时腓肠肌肌腹下出现尖角凹陷处。

4 神阙穴　在腹中部，脐中央。

5 气海穴　在下腹部，前正中线上，当脐中下1.5寸。

6 关元穴　在下腹部，前正中线上，当脐中下3寸。

7 中极穴　在下腹部，前正中线上，当脐中下4寸。

8 上巨虚　在小腿前外侧，当犊鼻下6寸，距胫骨前缘1横指（中指）。

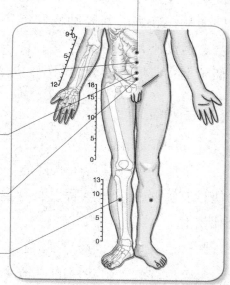

健康贴士

　　不要暴饮暴食，饭后忌冷饮；注意饮食卫生，预防蛔虫病，青少年应每半年口服1次驱蛔虫药；老年体弱者，要经常保持大便通畅；有腹部外伤及腹部手术史者，应及时治疗并注意腹部锻炼，以防粘连性肠梗阻的发生。

痔疮

病解 → 对症灸治 → 自我取穴 → 增效食疗方

【病解】

痔疮是在肛门或肛门附近因受到压迫而伸出隆起的血管，这些由于扩大、曲张所形成的柔软静脉团，类似腿部的静脉曲张，但痔疮常常会出血、栓塞或团块脱出。本病是成年人极为常见的疾病，发病率会随年龄增长而增高。得痔疮的原因很多，如习惯性便秘、妊娠、盆腔肿物、年老久病、体弱消瘦、长期站立或久坐、运动不足、劳累过度、食辛辣食物过多、肠道慢性炎症等。临床上将痔疮主要分为两型，即湿热下注型和气血两虚型。

【对症灸治】

1.肝阳上亢型

临床表现 肛门坠胀疼痛、便血且血色混浊、排便不畅、排便时有物脱出、里急后重、身重困乏、核痔渐红、舌红苔黄腻、脉弦滑。

灸治取穴 肾俞、大肠俞。

灸治方法 在腰部的肾俞至大肠俞之间寻找瘀点，一般为红色或紫色点。可采取直接灸、隔姜灸、悬灸3种方法。直接灸一般每个点1～3壮，隔姜灸一般3～7壮，悬灸10～15分钟，均为3天1次，5次一个疗程。

2.气血两虚型

临床表现 以痔脱出为主，肛门坠胀、排便时有物脱出、需用手还纳、少气懒言、便色多淡量多、头晕目眩、舌淡苔白、脉细无力。

灸治取穴　中脘、神阙穴。

灸治方法　采用隔姜灸，将鲜姜切成0.2~0.3厘米的薄片，用针在中间扎些小孔，放在中脘穴和神阙穴上，点燃艾炷施灸，当患者感到疼痛不可忍受时，可将姜片稍稍向上提起，稍停片刻后放下再灸。每灸4~5壮需更换姜片。

【自我取穴】

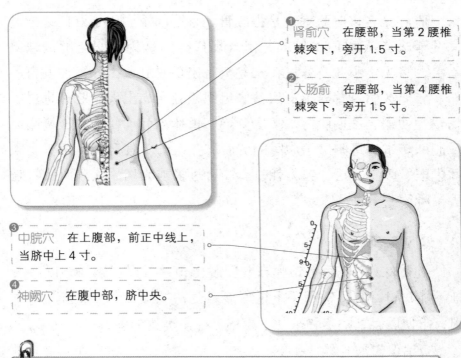

❶ 肾俞穴　在腰部，当第2腰椎棘突下，旁开1.5寸。

❷ 大肠俞　在腰部，当第4腰椎棘突下，旁开1.5寸。

❸ 中脘穴　在上腹部，前正中线上，当脐中上4寸。

❹ 神阙穴　在腹中部，脐中央。

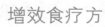

增效食疗方

绿豆冬瓜汤：绿豆150克，冬瓜500克，食盐少许，猪油适量。冬瓜去皮，与绿豆同煮至烂熟，放入食盐、猪油便成。分三次服食绿豆、冬瓜，喝汤。方中绿豆、冬瓜均有清热解毒之功。适用于实热所致痔疮患者。

脱 肛

【病解】

　脱肛又名直肠脱垂，是指肛管、直肠向下脱出于肛门之外。多见于老年人和1～3岁的儿童。现代医学认为本病与解剖缺陷有关，多见于小儿身体发育未完全时出现脱肛或因先天性发育不全、年老久病、营养不良致盆底组织松弛无力出现脱肛；也可因习惯性便秘、长期腹泻、多次分娩、重体力劳动使腹内压增高而致脱肛。本病可归属于中医的"脱肛"范畴。其病因、病机为素体虚弱、中气不足、劳力耗气、产育过多或大病、久病而使气虚失摄所致。

【对症灸治】

　临床表现　便后有黏膜自肛门脱出，并可自行缩回，以后渐渐不能自行回复，需用手上托才能复位，常有少许黏液自肛门流出，排便后有下坠感和排便不尽感，排便次数增多。

　灸治取穴　神阙、百会。

　灸治方法　置薄姜片于神阙穴，艾炷于其上，成人灸10壮，儿童酌减；再置薄姜片于百会穴上，用艾条悬灸，以患者感觉热为度。每次5~7壮，小儿酌减。

【自我取穴】

 百会穴 在头部，当前发际正中直上5寸，或两耳尖连线中点处。

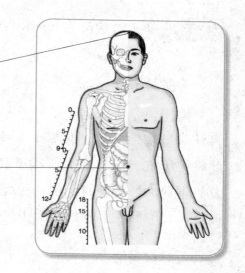

神阙穴 在腹中部，脐中央。

增效食疗方

郁李仁米粥：郁李仁30克，粳米50克。郁李仁洗净，纱布包扎，置锅中，加清水500毫升，急火煮沸10分钟，滤渣取汁，加粳米，急火煮开3分钟，改文火煮30分钟，成粥，趁热分次食用。补益滑肠。主治便秘引起的脱肛，小便短赤者。

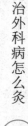

阑尾炎

【病解】

阑尾炎是临床常见的急腹症之一，可发生于任何年龄，但以青壮年发病率最高，多见于女性。临床上分为急性和慢性两种。此病多因寒、湿、邪夹淤积于肠道所致，若是由湿热夹淤所致则发病迅速，此为急性；若因寒湿瘀血互结、郁久化热而起则发病缓慢，此为慢性。本病属于中医"肠痈""腹痛"范畴。

【对症灸治】

临床表现　初起时，发病急，突然发生腹痛。腹痛常是由下腹和脐周开始，几个小时后转移至右下腹部。腹痛的同时，还可有恶心、呕吐、乏力、排便次数增多、发烧等症状。如果阑尾化脓还会出现里急后重的症状。阑尾炎引起腹膜炎会使肠麻痹，出现腹胀及整个腹部按之都有疼痛感，特别是抬手以后也痛，叫反跳痛。腹肌紧张呈板状。

灸治取穴　阑尾、天枢、气海、上巨虚、灵台。发热者加大椎、曲池，热甚者加太溪、三阴交；便秘者加大肠俞、支沟；呕恶者加中脘、内关；湿热盛者加阴陵泉、三焦俞；腹胀甚者加气海。

灸治方法　用艾炷无瘢痕灸，每次取3~5穴，取麦粒大的艾炷着肤直接灸，各灸10~15分钟，灸至以局部皮肤红润、不起水泡为度，每日灸1次，10次为一个疗程。

此灸法适宜于慢性阑尾炎患者。若急性阑尾炎一般不宜使用灸疗，建议求医治疗。

【自我取穴】

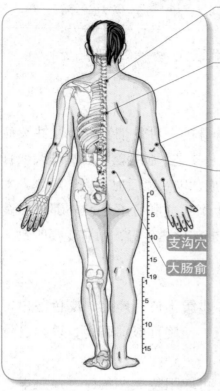

支沟穴
大肠俞

❶ 大椎穴 在后正中线上，第7颈椎棘突下凹陷中。

❷ 灵台穴 在背部，当后正中线上，第6胸椎棘突下凹陷中。

❸ 曲池穴 在肘横纹外侧端，屈肘，当尺泽与肱骨外上髁连线中点。

❹ 三焦俞 在腰部，当第1腰椎棘突下，旁开1.5寸。

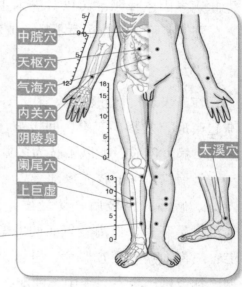

中脘穴
天枢穴
气海穴
内关穴
阴陵泉
阑尾穴
上巨虚

太溪穴

❺ 三阴交 在小腿内侧，当足内踝尖上3寸，胫骨内侧缘后方。

健康贴士

（1）预防感染，驱除肠道寄生虫，清除机体感染病灶。

（2）避免饮食不节和进食后剧烈运动，养成规律的排便习惯。

（3）如有阑尾炎迹象，千万不要服轻泻通便剂，否则会导致发炎的阑尾穿孔。不可用热水袋敷痛处，热水袋的热力透入腹内，只会使病情加剧。

血栓闭塞性脉管炎

【病解】

血栓闭塞性脉管炎是动脉和静脉的一种周期性、节段性炎症病变。病变多数发生在四肢血管，尤其是下肢为常见。病理改变首先是血管内膜增厚，随后有血栓形成，以致最后血管完全阻塞。发生此病多因素体阳虚（以肾虚为主）；或肝肾不足，外邪乘虚袭入，邪郁瘀阻，气血运行不畅；或邪郁化热生毒，由瘀变损所致。

【对症灸治】

临床表现 初起沉重、麻木，步履不便，疼痛，皮色苍白，渐起黄疱，发紫、变黑，间接跛行，至晚期破溃腐烂，以致筋骨坏死。病发四肢，尤以下肢为多见。

灸治取穴 下肢前缘部受累，可取阳陵泉、条口、足三里、内庭、解溪；下肢后外侧受累，可取承山、委中、阳陵泉、足临泣、足三里、血海；气血两虚型，加太溪、三阴交、中极、血海；气滞血瘀型，加膈俞、肝俞、膻中、血海、脾俞；热毒蕴结型，加大椎、合谷、委中、曲池、公孙。

灸治方法 用艾条温和灸，对症取穴，每个穴灸3~5分钟，灸至局部皮肤灼热潮红为度，每日灸1次。

【自我取穴】

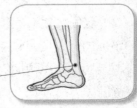

❶ **太溪穴** 在足内侧，内踝后方，当内踝尖与跟腱之间的凹陷处。

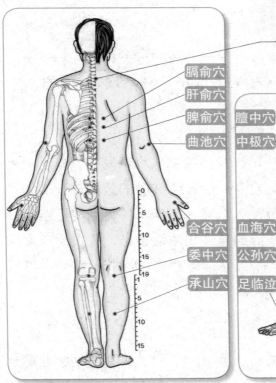

❷ 大椎穴　在后正中线上，第7颈椎棘突下凹陷中。

膈俞穴
肝俞穴
脾俞穴
曲池穴

膻中穴
中极穴

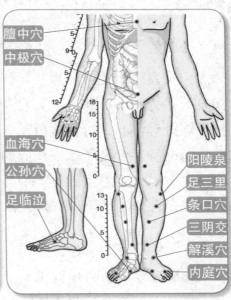

合谷穴
委中穴
承山穴

血海穴
公孙穴
足临泣

阳陵泉
足三里
条口穴
三阴交
解溪穴
内庭穴

健康贴士

血栓闭塞性脉管炎，对症饮食对疾病的恢复有很大的帮助。气滞血瘀阻络型患者（喜暖怕冷，足趾端皮肤苍白，持续胀痛，无溃疡）可进食生姜羊肉汤、鸭、鹿血、山楂、桂枝、桂圆肉；忌食生冷。热毒蕴结型患者（反复游走性血栓性浅静脉炎，趾端可发生坏疽及溃疡）宜食清热解毒、易消化的食物，如绿豆、梨、西瓜、马齿苋等，可饮用菊花茶、金银花露或用荷叶、竹叶、鲜车前煎汤代水。气血两虚型患者（形体消瘦乏力，患肢肌肉萎缩，皮肤枯皱脱屑，创面经久不愈）宜食营养丰富、易消化的食物，如瘦肉、鸡蛋、牛奶等，可用党参、黄芪、白术、大枣炖牛肉食用。

疔疮疖肿

【病解】

疖多发生于儿童和青壮年，身体各部位均可发生，单发或者多发，多为局部症状，可自愈。一般疔疮红肿的范围较大，如被挤压或处理不当，可使病菌侵入血液，炎症常扩大到皮下组织。疔疮是一种毛囊及所属皮脂腺的急性化脓性感染，好发于皮脂腺丰富以及经常受摩擦部位。中医认为疔疖多由皮肤不洁、邪毒侵入，或多食辛热厚味致脏腑蕴热、毒热内发等形成。

【对症灸治】

临床表现　小的疖局部红、肿、痛、热，范围多在3厘米左右。疔多生于头面及四肢部，初起如粟粒之状，白色或黄紫，坚硬如钉，局部麻痒，继则剧痛。3~5天中心变软、凸出，形成黄白色脓栓，7~10天破溃出脓。多伴全身症状。

红肿期患处肿胀，表皮暗红，灼热疼痛，有的伴有恶寒发热、头痛、恶心等症；成脓期局部红肿焮热，剧烈跳痛，且有波动感，可有恶寒发热、口干口渴、头痛身痛、小便黄赤、大便秘结。

灸治取穴　阿是、身柱、灵台、曲池、大椎、膈俞。红肿期加血海；成脓期加神门；针疔生面部加刺合谷；疔生背部加刺委中。

灸治方法　用艾灸罐熏灸，每次选3~5穴，每穴灸10~15分钟；或用隔蒜灸，每次选4穴，每穴灸10~15分钟，每日1次，6日为一个疗程。

【自我取穴】

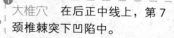

❶ 大椎穴　在后正中线上，第7颈椎棘突下凹陷中。

❷ 身柱穴　在背部，当后正中线上，第3胸椎棘突下凹陷中。

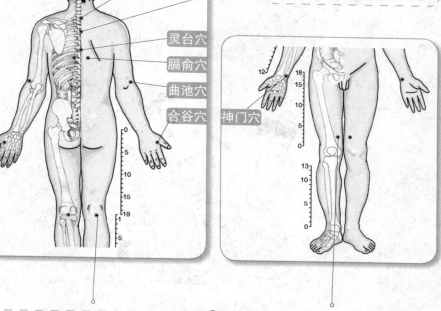

灵台穴
膈俞穴
曲池穴
合谷穴　神门穴

❸ 委中穴　在腘横纹中点，当股二头肌腱与半腱肌肌腱的中间。

❹ 血海穴　屈膝，在大腿内侧，髌底内侧端上2寸，当股四头肌内侧头的隆起处。

增效食疗方

蒲公英茶：鲜蒲公英30克(干品20克)，加水适量煎汤代茶。每日1剂，不拘时当茶频频饮之。可清热解毒，消肿散痈。适用于治疗疗疮毒肿。

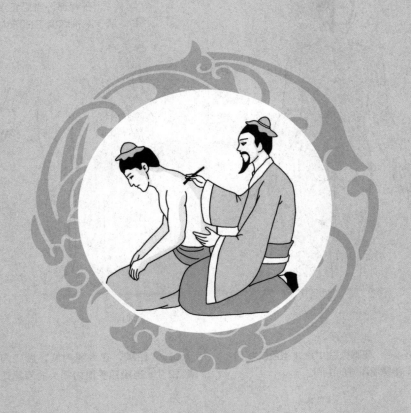

调治妇科病怎么灸

　　女性性冷淡、月经不调、经期乳胀、痛经……是生活中常见的妇科病，这些疾病往往让女人苦不堪言，但又无能为力。如何才能远离这些恼人的妇科病？了解一些疾病的临床症状，选对穴位对症施治，则能让这些妇科病处于无形状态，使女人更轻松。

痛经

病解 → 对症灸治 → 自我取穴 → 增效食疗方

【病解】

凡在经期前后或在行经期间发生腹痛或其他不适，以致影响生活和工作者称为痛经。痛经又分为原发性痛经和继发性痛经。原发性痛经指生殖器官无明显器质性病变的月经疼痛，又称功能性痛经，常发生在月经初潮或初潮后不久，多见于未婚或未孕女性，往往在结婚生育后症状会缓解或消失；继发性痛经指生殖器官有器质性病变，如子宫内膜异位症、盆腔炎和子宫黏膜下肌瘤等引起的月经期疼痛。此病多由气滞血瘀、寒湿凝滞、气血亏损等所致。

【对症灸治】

临床表现　行经或经前、经后小腹痛，或伴腹胀、乳房胀痛，或胸胁胀痛。经前痛多属于寒凝；痛在经期多属于气滞血瘀；痛在经后多属于气血虚损。

灸治取穴　关元、中极、气海、三阴交。气血瘀滞者，加灸太冲、曲泉；胸胁、乳房痛甚者，加灸外关、肝俞；小腹剧痛者，加灸次髎；寒湿凝滞者，加灸水道、地机；气血虚弱者，加灸脾俞、足三里。

灸治方法　用艾条温和灸，每次取4~5穴，各灸20分钟左右，以局部皮肤潮红为度，每日灸1次。或用艾炷隔盐灸，取背部和腹部穴位，穴上铺垫食盐，取艾炷如蚕豆大小，置盐上而灸之，各灸6~7壮。

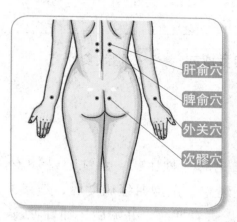

肝俞穴
脾俞穴
外关穴
次髎穴

气海穴
关元穴
水道穴
中极穴

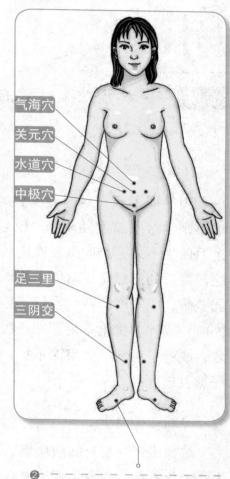

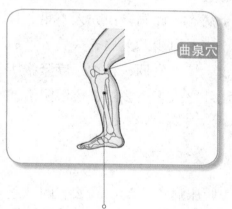

曲泉穴

足三里
三阴交

 地机穴　在小腿内侧，当内踝尖与阴陵泉的连线上，阴陵泉下3寸。

❷ 太冲穴　在足背侧，当第1跖骨间隙的后方凹陷处。

增效食疗方

　　姜枣红糖汤：干姜、大枣、红糖各30克。将大枣去核洗净，干姜洗净切片，加红糖同煎汤服。可温中益气，补益脾胃，治疗寒湿凝滞型痛经。

闭 经

病解 → 对症灸治 → 自我取穴 → 增效食疗方

【病解】

闭经即不来月经，是女性常见的一种症状。女性超过18岁仍不来月经叫原发性闭经；已经建立了正常月经周期后，连续3个月以上不来月经叫继发性闭经。青春期前、妊娠后、哺乳期及绝经期后的闭经是正常的，不属于病态。此病多由先天不足、体弱多病，或多产房劳、肾气不足、精亏血少、大病、久病、产后失血，或脾虚生化不足、冲任血少、情态失调、精神过度紧张所致，或受了刺激气血瘀滞不行；肥胖之人多痰多湿，痰湿阻滞冲任等引起。

【对症灸治】

临床表现　常有胸胁胀满、小腹胀痛、头晕、腰酸、四肢乏力、消化不良、心悸失眠、消瘦或肥胖等症。

灸治取穴　归来、关元、中脘、气海、三阴交穴。胸胁胀满、小腹胀痛者可加灸太冲、丰隆、合谷、地机穴；头晕、四肢乏力、消化不良、心悸失眠者加灸肝俞、脾俞、肾俞、足三里穴。

灸治方法　采用温和灸法施灸，将艾条一端点燃，对准穴位，在距离2~3厘米处施灸，每穴灸5~7分钟，至局部红热温润为度，隔日1次，10次为一疗程。

【自我取穴】

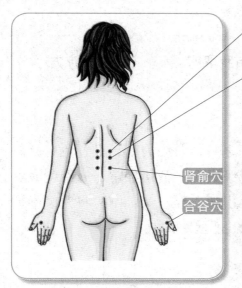

① 肝俞穴　在背部，当第 9 胸椎棘突下，旁开 1.5 寸。

② 脾俞穴　在背部，当第 11 胸椎棘突下，旁开 1.5 寸。

肾俞穴
合谷穴

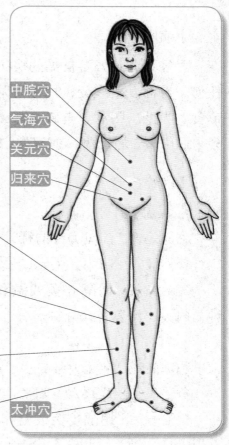

中脘穴
气海穴
关元穴
归来穴

太冲穴

③ 足三里　在小腿前外侧，当犊鼻下 3 寸，距胫骨前缘1横指（中指）。

④ 地机穴　在小腿内侧，当内踝尖与阴陵泉的连线上，阴陵泉下3寸。

⑤ 丰隆穴　在小腿前外侧，当外踝尖上 8 寸，条口外，距胫骨前缘2横指（中指）。

⑥ 三阴交　在小腿内侧，当足内踝尖上3寸，胫骨内侧缘后方。

增效食疗方

桂圆粥：干桂圆肉9克，薏苡仁30克，红糖适量。将干桂圆与薏苡仁同煮成粥，加红糖拌匀，即可食用，每日1剂。可健脾，养血，调经，治疗气血虚弱型闭经。

月经不调

病解 → 对症灸治 → 自我取穴 → 增效食疗方

【病解】

月经不调是妇科常见的疾病之一，月经的期、量、色、质的任何一方面发生改变，均称为月经失调。情绪异常、寒冷刺激、节食、吸烟、喝酒、电磁波都会引起月经不调。中医将月经不调分为血虚型、肾虚型、血寒型、气郁型四种。

【对症灸治】

1. 血虚型月经不调

临床表现　症见月经清稀，伴有眩晕、失眠、舌淡、脉弱。

灸治取穴　膻中、关元、子宫、内关、涌泉。

灸治方法　用隔姜灸或温和灸，关元、子宫不得少于20分钟，内关、涌泉各10分钟。

2. 肾虚型月经不调

临床表现　症见月经量少，质薄，伴有脉沉。

灸治取穴　八髎穴、归来、三阴交。

灸治方法　用隔姜灸或温和灸，归来不少于10分钟，八髎穴不少于15分钟，三阴交不少于10分钟。

3. 血寒型月经不调

临床表现　症见月经量少色暗，有块，伴有小腹冷痛，脉沉紧。

灸治取穴　关元、八髎穴、三阴交、足三里。

灸治方法　用隔姜灸或温和灸，用三眼艾灸盒艾灸小腹部，可同时插三根艾条或两根，这样火力大点。关元、八髎穴各灸20

分钟，足三里、三阴交各10分钟。

4. 气郁型月经不调

临床表现　症见月经色暗，有块，伴有少腹胀痛、脉弦涩。

灸治取穴　关元、命门、肩井、太冲。

灸治方法　用隔姜灸或温合灸法，灸关元、命门各20分钟，肩井、太冲各10分钟。

【自我取穴】

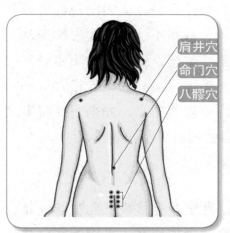

肩井穴
命门穴
八髎穴

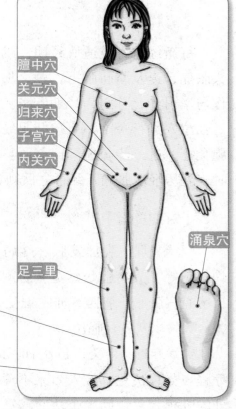

膻中穴
关元穴
归来穴
子宫穴
内关穴

涌泉穴

足三里

❶ 三阴交　在小腿内侧，当足内踝尖上3寸，胫骨内侧缘后方。

❷ 太冲穴　在足背侧，当第1跖骨间隙的后方凹陷处。

📎 **增效食疗方**

黄芪乌鸡汤：乌骨鸡肉500克，黄芪30克。将乌骨鸡宰去毛及内脏，洗净，切成小块；当归、黄芪洗净；将上料放入锅内，加清水适量，武火煮沸后，文火煮2小时，调味即可。随量饮用。可调补气血，补肾调经，治疗月经不调。

经期乳胀

病解 → 对症灸治 → 自我取穴 → 健康贴士

【病解】

　　每逢经前，或适值经期，或月经过后1～2天内出现乳房或乳头胀痛，连及胸胁腋下，触之加剧，甚则不能触衣，影响正常工作与学习者，称之为经期乳胀。治疗本病，选取足少阳胆经穴位足临泣穴进行灸治，可疏肝胆经、调理气血。加配乳根穴局部回旋灸疗，进一步疏通局部气血。需要提醒的是，如果月经将来之时，乳房轻度胀痛，经行之后则自解者，可不作病论。

【对症灸治】

　　临床表现　乳房发胀、疼痛，乳胀兼有结块及乳胀结块兼有灼热感等。其特征是感觉胸胁闷胀，乳部作胀，小腹饱胀，往往自感有气膨胀于胸腹，非常难受，胀甚则疼痛。

　　灸治取穴　足临泣。

　　灸治方法　悬灸，每次10～20分钟，每日1次，5～7日为一个疗程。如果灸足临泣穴效果不理想，可以加灸乳根穴，治疗时双乳的乳根穴采用回旋灸法，感觉以温热为度，每次5～10分钟，每次治疗时先灸足临泣，再灸乳根。

　　习惯性经期乳胀的患者，可以每月进行1次治疗，数月之后，一般病症会总体好转。如果连续两个月没有出现乳胀现象，即可停止灸疗。

【自我取穴】

① 乳根穴　在胸部，当乳头直下，乳房根部，当第5肋间隙，距前正中线4寸。

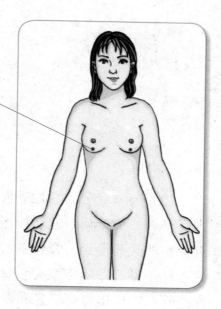

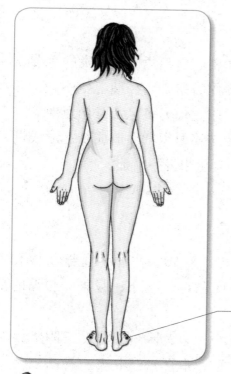

② 足临泣　在足背外侧，当第4趾关节的后方，小趾伸肌腱的外侧凹陷处。

健康贴士

经前乳胀的患者经期应尽可能保持情绪舒畅；平时注意乳房的保护，穿戴合适的乳罩；在饮食上也有一些要求，注意均衡和营养，忌辛辣刺激的食物，戒烟酒。还可以在经前或经期喝一些佛手饮，佛手6克，用开水冲泡代茶，频饮；或者橘叶15克，水煎代茶，频饮。

第六章　调治妇科病怎么灸

155

盆腔炎

病解 → 对症灸治 → 自我取穴 → 增效食疗方

【病解】

盆腔炎一般分为急性、慢性两种。引起急性盆腔炎的主要原因是产后、流产后、宫腔内手术操作后感染，经期卫生不洁，邻近器官的炎症蔓延。慢性盆腔炎临床上较为多见，常由急性盆腔炎治疗不彻底，炎症变化而使盆腔结缔组织增生造成粘连形成慢性病灶。本病也可引起急性发作，且可引发不育症。

【对症灸治】

1.急性盆腔炎

临床表现 常见的症状有高烧、寒战、头痛、食欲不振和下腹部疼痛。伴有腹膜炎时可出现恶心、呕吐、腹胀、腹泻的症状。

灸治取穴 神阙、归来、中极、气海、大肠俞、次髎、三阴交。

灸治方法 用艾炷隔姜灸（或隔饼灸），中极、神阙、气海、归来等穴各灸3~5壮，其余穴位则施用艾条温和灸，每穴灸5~10分钟，以灸至局部皮肤灼热红润为度，每日或隔日灸1次。

2.慢性盆腔炎

临床表现 全身症状不明显。有时可有低热、易感疲乏、精神不振、周身不适、失眠等。当患者抵抗力下降时，可急性发作。

灸治取穴 三阴交。

灸治方法 采用艾条温和灸，对三阴交穴进行施灸，灸至皮肤出现红晕，使患者有温热舒服的感觉，每次灸20～30分钟，7

天1疗程，休息1～2天后，再进行第2疗程，一般灸1～2疗程。除了灸三阴交，也可灸腹部压痛点。

【自我取穴】

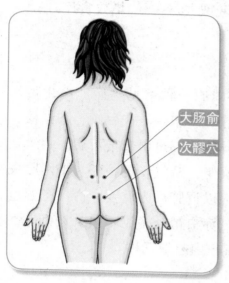

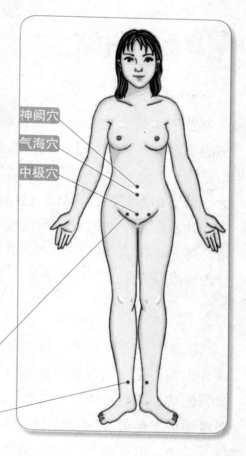

大肠俞

次髎穴

神阙穴

气海穴

中极穴

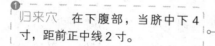

1 归来穴　在下腹部，当脐中下 4寸，距前正中线 2 寸。

2 三阴交　在小腿内侧，当足内踝尖上3寸，胫骨内侧缘后方。

增效食疗方

荔枝核蜜饮：荔枝核30克，蜂蜜适量。荔枝核敲碎后放入砂锅，加水浸泡片刻，煎煮30分钟，去渣取汁，趁温热调入蜂蜜，拌和均匀，即可。早晚2次分服。可理气、利湿、止痛，治疗慢性盆腔炎。

带下病

病解 → 对症灸治 → 自我取穴 → 增效食疗方

【病解】

带下病是女性生殖系统疾病中的一种常见病症。产生带下病的原因有很多，如生殖系统炎症、肿瘤、子宫后倾、肺结核、糖尿病、贫血、精神刺激和阴道异物等都可引起带下病。中医认为，带下病多是因为脾虚，运化失常，肾气不足，任、带两脉失于固约及湿毒下注所致。治疗时尤以调脾最为重要，古代有五色带之名，临床上多以白带、黄带、赤白带为多见。中医又将带下分为脾虚湿困型、肝肾阴虚型、湿热内蕴型三种。

【对症灸治】

临床表现 脾虚湿困型表现为带下量多色白、质黏稠、无臭气、绵绵不断，面色淡白或萎黄，四肢不温，精神疲倦，恶心纳少，便溏，两足水肿，舌淡胖，苔白腻，脉缓弱。肝肾阴虚亏型表现为带下色黄或赤，阴中灼热，头晕耳鸣，心烦失眠，手足心烧，腰酸，口燥咽干，舌红少苔，脉细数。湿热内蕴型表现为带下黏稠量多、色黄绿如脓，或夹血液，或混浊如米泔，有腥秽臭气，阴中灼热瘙痒，或小腹痛，小便短黄，或有腹部掣痛，口苦咽干，舌质红，苔黄腻，脉濡数或滑数。

灸治取穴 带脉、三阴交、足三里、气海、次髎。肝肾阴虚型加肝俞、肾俞、神阙；脾虚湿困型加阴陵泉；湿热内蕴型，加归来。

灸治方法 用温针灸，每次取3~5穴，施用常规温针灸法，各灸20分钟左右，隔日灸1次，10次为一个疗程；或用艾炷隔姜

（或附片）灸，每次取3~5穴，各灸10~15分钟，每日灸1次，10次为一个疗程。

【自我取穴】

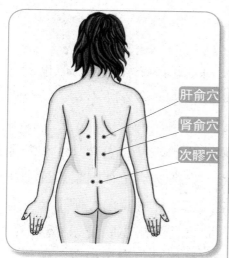

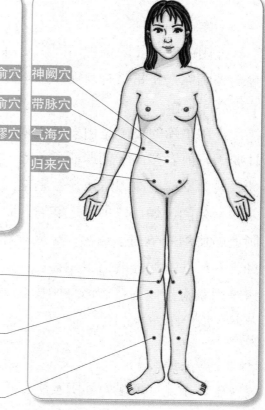

肝俞穴　神阙穴

肾俞穴　带脉穴

次髎穴　气海穴

归来穴

❶ 阴陵泉　在小腿内侧，当胫骨内侧踝后下方凹陷处。

❷ 足三里　在小腿前外侧，当犊鼻下3寸，距胫骨前缘1横指（中指）。

❸ 三阴交　在小腿内侧，当足内踝尖上3寸，胫骨内侧缘后方。

增效食疗方

虫草炖乌鸡：乌骨鸡1只，冬虫夏草10克，姜、葱、胡椒粉适量。先将冬虫夏草用水浸泡20分钟，乌鸡宰杀，去毛及内脏，洗净。将冬虫夏草置于鸡腹中，加入姜、葱、胡椒粉、精盐，炖鸡至烂熟，加入味精，分2次饮汤食肉。有温肾补虚止带之功效，可治疗肾虚带下。

外阴瘙痒

病解 ➝ 对症灸治 ➝ 自我取穴 ➝ 健康贴士

【病解】

外阴瘙痒是外阴各种不同病变所引起的一种症状，但也可发生于外阴完全正常者，当瘙痒加重时，患者多坐卧不安，以致影响生活和工作。

外阴瘙痒的发生是由多种因素造成的，可分为全身性和局部性原因。前者多由于糖尿病、黄疸、白血病、精神因素、过度疲劳、条件反射等原因所致。后者常因滴虫性或真菌性阴道炎、老年妇女外阴干燥、尿失禁、肛裂、肛瘘使外阴皮肤受尿粪浸渍；阴道内使用避孕药等药物；穿化学纤维内裤，使用橡皮、塑料月经带；经期不注意清洁卫生，过多使用强碱性肥皂；蛲虫病、湿疹等因素直接或间接刺激外阴皮肤所致。本病属于中医"阴痒"范畴，治疗以外治为主。

【对症灸治】

临床表现 表现为外阴及阴道瘙痒不适，有的可波及整个外阴，有的可局限于某部或单侧外阴，有时可累及肛周，常呈阵发性发作，也可为持续性。一般夜间加剧，痒痛难忍，坐卧不安，有的伴有白带，带黄、质稠、有异味。久治不愈者可转变为苔藓样硬化。

灸治取穴 中极、阴陵泉、三阴交。肝经湿热者加曲泉；胸闷纳呆者加脾俞、足三里；虫毒蚀阴者加曲骨、次髎、少府；白带量多者加次髎。

灸治方法 用温针灸，根据辨证每次取3~5穴，各灸5~10分钟后，留针10~15分钟，每日治疗一次，10次为一个疗程；或用艾条温和灸，每次取3~5穴，各灸15~20分钟，每日灸1次，10次为一个疗程。

【自我取穴】

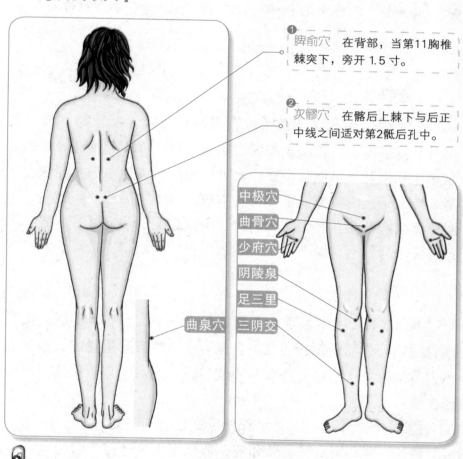

❶ 脾俞穴　在背部，当第11胸椎棘突下，旁开1.5寸。

❷ 次髎穴　在髂后上棘下与后正中线之间适对第2骶后孔中。

中极穴
曲骨穴
少府穴
阴陵泉
足三里
三阴交

曲泉穴

📎 健康贴士

　　外阴瘙痒患者平时要保持外阴干燥、清洁，不要用手搔抓外阴，以防损害皮肤；不要用热水洗烫外阴，忌用肥皂清洁外阴；宜穿宽松棉质内裤；饮食以清淡为主，忌酒及辛辣刺激或过敏性食物；患病后禁止盆浴，禁止性生活，防止互相接触传染；若找到阴虱（长在阴毛间的虱子），应剃除阴毛，煮洗内裤，同时用百部溶液涂擦外阴。

子宫脱垂

病解 → 对症灸治 → 自我取穴 → 增效食疗方

【病解】

子宫脱垂系子宫从正常位置沿阴道下降，至子宫颈外口达坐骨棘水平以下，甚至全部脱出阴道外口。多因分娩造成宫颈、宫颈主韧带及子宫骶韧带损伤，或因分娩后支持组织未能恢复正常，导致子宫沿阴道向下移位。本病归属于中医的"阴挺""阴脱"等病症范畴。多因体弱消瘦、中气虚陷、孕育过多、房劳伤肾所致。

【对症灸治】

临床表现　主要表现为下腹、阴道、会阴部有下坠感，伴有腰背酸痛，劳动后更加明显，自觉有块状物自阴道脱出，行走或体力劳动时更加明显。严重时不能自行还纳。子宫下垂还可导致尿失禁。

灸治取穴　百会、中脘、阳池、子宫、三阴交。

灸治方法　用清艾条温和灸，取以上穴位，每个穴位灸10分钟，每天灸1次，坚持半个月就可见到初步疗效。也可在上述穴位上针刺，在有针感后直接在针柄上放大的艾炷，每次每穴放10分钟，每天进行1次。

【自我取穴】

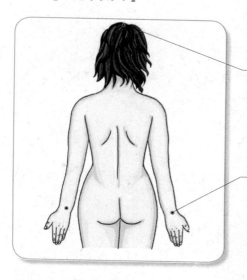

① 百会穴　在头部，当前发际正中直上5寸，或两耳尖连线中点处。

② 阳池穴　在腕背横纹中，当指总伸肌腱的尺侧缘凹陷处。

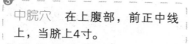

③ 中脘穴　在上腹部，前正中线上，当脐上4寸。

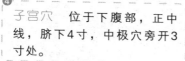

④ 子宫穴　位于下腹部，正中线，脐下4寸，中极穴旁开3寸处。

⑤ 三阴交　在小腿内侧，当足内踝尖上3寸，胫骨内侧缘后方。

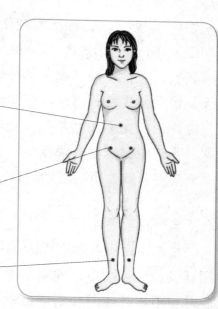

增效食疗方

黄芪炖乳鸽：乳鸽1只，炙黄芪、枸杞子各30克。将乳鸽洗净，切块；将炙黄芪、枸杞子用纱布包好，同乳鸽放炖盅内，加水适量隔水炖熟，去药包。饮汤，吃鸽肉。隔天1次，连服10～15次。适用于肾虚型子宫脱垂。

崩漏

病解 → 对症灸治 → 自我取穴 → 增效食疗方

【病解】

中医把女性阴道大量流血，或持续下血、淋漓不断，称谓崩漏。来势急、出血多者为"崩"，来势缓、出血少者为"漏"，在发病过程中，二者互为转化。崩漏的发生机理，主要是由于冲任损伤，不能固摄，以致经血从胞宫非时妄行。素体阳盛，外感热邪，过食辛辣，致热伤冲任，迫血妄行；情志抑郁，肝郁化火，致藏血失常；七情内伤，气机不畅，或产后余血未净，瘀血阻滞冲任，血不归经都可发为崩漏。本病涉及冲、任二脉及肝、脾、肾三脏，症候有虚有实。但是对于诸多原因的崩漏，治疗都以调节肝、脾、肾三脏功能和止血为主。

【对症灸治】

临床表现　主要表现为不规则子宫出血，月经周期延长、经期延长、经量增多；或周期正常而经期延长、血量增多，月经前后淋漓不尽；或月经周期缩短，不规则出血；或月经中间出血，反复出血或失血过多者可继发贫血。

灸治取穴　隐白、三阴交、中极、次髎、关元。

灸治方法　取米粒大小艾绒，用隔姜灸，每穴灸15~20分钟，每日1次。只要按照方法坚持治疗，一定会收到好的效果。

【自我取穴】

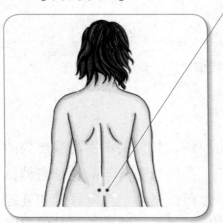

❶ 次髎穴　在髂后上棘下与后正中线之间，适对第2骶后孔处。

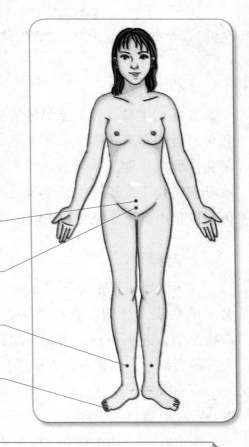

❷ 关元穴　在下腹部，前正中线上，当脐下3寸。

❸ 中极穴　在下腹部，前正中线上，当脐下4寸。

❹ 三阴交　在小腿内侧，当足内踝尖上3寸，胫骨内侧缘后方。

❺ 隐白穴　在足大趾末节内侧，趾甲角旁开0.1寸。

增效食疗方

　　乌贼鸡肉汤：乌贼75克，鸡肉200克，大枣10枚。将乌贼发开洗净切丁；鸡肉洗净切块；大枣去核，加清水适量同炖至鸡肉烂熟，食盐、味精等调服，每日1剂。补益气血，收敛止血。适用于脾虚型功血，经血非时而至、崩中继而淋漓、血色淡而质薄、气短神疲、面色苍白，或面浮肢肿、手足不温，或饮食不佳。

乳腺增生

病解 → 对症灸治 → 自我取穴 → 健康贴士

【病解】

乳腺增生是女性最常见的乳房疾病，其发病率占乳腺疾病的首位。近些年来该病发病率呈逐年上升的趋势，年龄也越来越低龄化。此病主要是指乳腺上皮和纤维组织增生，乳腺导管和乳腺小叶在结构上的退行性病变及进行性结缔组织的生长，其发病原因主要是由于内分泌激素失调所致。

【对症灸治】

临床表现　表现为乳房胀痛，具有周期性，常发生或加重于月经前期或月经期。乳房肿块，常为多发性、扁平性，或呈串珠状结节，大小不一，质韧不硬，周界不清，推之可动，经前增大，经后缩小，病程长，发展缓慢。

灸治取穴　阿是、肩井、天突、肝俞、三阴交。经前重者加太冲；经后重者加太溪。

灸治方法　用隔姜灸，每天灸1次，每次每穴10~15分钟，10天为一个疗程。此方法可软化结节、减轻症状。

【自我取穴】

❶ 天突穴　在颈部，当前正中线上胸骨上窝中央。

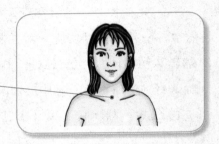

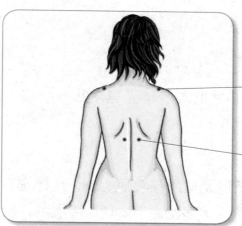

② 肩井穴　在肩上，前直乳中，当大椎与肩峰端连线的中点上。

③ 肝俞穴　在背部，当第9胸椎棘突下，旁开1.5寸。

④ 三阴交　在小腿内侧，当足内踝尖上3寸，胫骨内侧缘后方。

⑤ 太溪穴　在足内侧，内踝后方，当内踝尖与跟腱之间的凹陷处。

⑥ 太冲穴　在足背侧，当第1跖骨间隙的后方凹陷处。

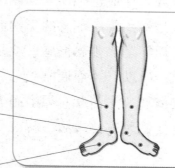

健康贴士

　　乳腺增生会造成人体心理的损害，因缺乏对此病的正确认识，不良的心理因素、过度紧张刺激会造成神经衰弱，加重内分泌失调，促使增生症的加重，故应解除各种不良的心理刺激。心理承受差的人更应注意，少生气，保持情绪稳定，快乐的心情有利于身体早康复；少吃油炸食品、动物脂肪、甜食及补品，多吃蔬菜和水果，多吃粗粮、核桃、黑芝麻、黑木耳、蘑菇；生活有规律、劳逸结合、保持性生活和谐，可调节内分泌失调，保持大便通畅会减轻乳腺胀痛，多运动可防止肥胖、提高免疫力。

女性性冷淡

病解 → 对症灸治 → 自我取穴 → 健康贴士

【病解】

女性性冷淡，就是指进行性生活时女性表现为缺乏热情或不感兴趣等。造成这种现象的原因，大多是由于心理原因所致，也有可能是受到传统观念的影响而怀有性肮脏观念，或是对性交后可能出现怀孕产生恐惧感，或是由于身体健康状况不佳，以及疾病所致。所以，灸疗通常是一种辅助疗法，虽然能够强化疗效，但仅仅依靠灸法治疗对很多患者来说还不够。灸疗的同时，患者仍需要尝试改进性生活，解决心理的障碍，逐渐增加对性生活的兴趣。

【对症灸治】

临床表现　受到足够和适当的爱抚也没有快感，很难达到性高潮。有些女性连性欲也没有，甚至对性生活有厌恶感，更甚者对性爱有恐惧心理。

灸治取穴　次髎。

灸治方法　悬灸次髎，每次10~20分钟。每日1次，5~7天为一个疗程，间隔2日可行下一个疗程。若配灸膻中、气海、曲骨，效果会更加明显。治疗的顺序是次髎→膻中→气海→曲骨。需要注意的是，灸这些穴位时不可火力过强，要以温热为度。

【自我取穴】

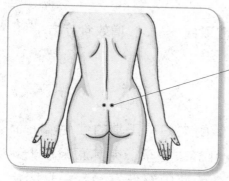

❶ 次髎穴　在骶部，当髂后上棘内下方，适对第2骶后孔处。

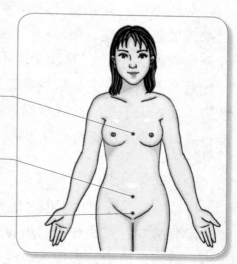

❷ 膻中穴　在胸部，当前正中线上，平第4肋间，两乳头连线的中点。

❸ 气海穴　在下腹部，前正中线上，当脐下1.5寸。

❹ 曲骨穴　在下腹部，当前正中线上，耻骨联合上缘的中点处。

健康贴士

　　学习有关性生活的知识可预防性欲淡漠，切不要谈"性"色变，因为性爱在夫妻的感情生活中充当着不可或缺的重要角色，性爱也是夫妻生活的润滑剂。预防性冷淡还可以从日常的饮食上加以调理，具有补肾强欲功效的食物如韭菜、狗肉、羊肉、河虾、甲鱼、乌贼、蜂王浆等宜多吃。另外，也可以辅以按摩治疗，具体的方法用手掌或食指指腹附于气海穴、石门穴、关元穴，有节律地横向抚摩，每分钟120次，长期坚持，就有效果。

不孕症

病解 ➡ 对症灸治 ➡ 自我取穴 ➡ 增效食疗方

【病解】

女性不孕症是指处于生育年龄的夫妇有正常的性生活，而且未采取避孕措施，但2年以上女性尚未受孕，究其原因在于女性无生育能力所致。导致女性不孕的原因概括有二：一是因病（如月经不调、带下、盆腔炎等）而致不孕；二是某些其他原因致病，如先天不足、冲任亏损；或风寒侵袭、寒凝胞脉、痰瘀阻滞；或因内分泌功能紊乱等所致。

【对症灸治】

临床表现　肾阳亏虚型，表现为经期错后或闭经、经量少色淡、腰脊酸软、形寒肢冷、小腹冷坠、头晕耳鸣、舌淡苔白、脉沉迟；肝郁血虚型，表现为月经不规律，常提前或靠后、经血紫红有块、量少、面色黄、胸胁乳房胀痛、情志不畅、舌淡苔薄白、脉细弦。

灸治取穴　关元、曲骨、气海、三阴交、足三里。肾阳亏虚者加肾俞、太溪；肝郁血虚者加太冲、内关。

灸治方法　采用灯火隔艾叶灸法，将陈艾叶浸酒后贴在穴位上，用灯芯草蘸上植物油点燃后，对准穴位一触即为1壮，每穴灸1~2壮，每日灸1次，10次为一个疗程。

【自我取穴】

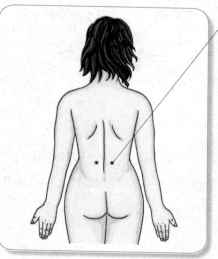

① 肾俞穴　在腰部，当第2腰椎棘突下，旁开1.5寸。

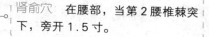

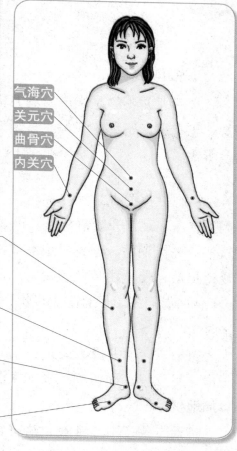

气海穴
关元穴
曲骨穴
内关穴

② 足三里　在小腿前外侧，当犊鼻下3寸，距胫骨前缘1横指（中指）。

③ 三阴交　在小腿内侧，当足内踝尖上3寸，胫骨内侧缘后方。

④ 太溪穴　在足内侧，内踝后方，当内踝尖与跟腱之间的凹陷处。

⑤ 太冲穴　在足背侧，当第1跖骨间隙的后方凹陷处。

增效食疗方

炒韭菜青虾：青虾250克，韭菜100克。上二味共炒调味食用。每日1剂。温肾养血，调补冲任。主治不孕症，属肾阳虚者，婚久不孕，月经后期，腰酸腿软，性欲淡漠，舌淡苔白，脉沉细或沉迟。

产后恶露不绝

病解 ➡ 对症灸治 ➡ 自我取穴 ➡ 健康贴士

【病解】

产后恶露不绝是指产后满月依然有恶露，且颜色和气味有异常。患有恶露不绝的新妈妈多因气血不足、脾胃虚弱、消化能力差所致。

【对症灸治】

临床表现 一般情况下，产后4～5天，恶露量呈红色并且比较多；一星期后，恶露量逐渐减少而变成褐色；十天以后，颜色变得更淡，慢慢由黄色转变为白色，没有特殊气味。恶露一般在产后4～6周消失。但有时少量褐色的恶露会持续到产后第1次月经来时。

灸治取穴 中极、关元、气海、血海、三阴交。脾气虚者加脾俞、足三里；面色潮红者加太溪、行间；口干者加照海；血瘀者加地机。

灸治方法 用温针灸，辨证每次取3~5穴，施用常规温针灸法，各灸10~15分钟，每日治疗1次，10次为一个疗程；或用温灸器灸，取中极、关元、气海等下腹部穴位，各灸10~20分钟，每日灸1次或2次，7日为一个疗程。

【自我取穴】

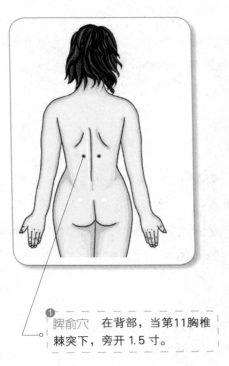

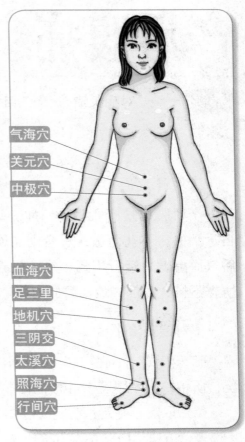

气海穴
关元穴
中极穴

血海穴
足三里
地机穴
三阴交
太溪穴
照海穴
行间穴

 脾俞穴 在背部，当第11胸椎棘突下，旁开1.5寸。

健康贴士

　　饮食上应忌食生冷黏滑、粗糙坚硬且不易消化的食物，以免损耗脾胃之气，不利于身体康复；小米和鸡蛋、红糖一起煮粥食用，可以益气血、暖脾胃、活血脉，适合产后虚弱、口干口渴且恶露不净的新妈妈食用；鲜藕汁能活血、止血，产后恶露不绝的新妈妈适量饮用可以帮助改善不良症状。生活上，排尿和排便后应擦干净恶露，擦拭之前要先把手洗干净，然后用干净而柔软的纸巾从位于前侧的尿道向肛门方向擦拭。如果以相反的方向擦拭，肛门周围的细菌就很容易入侵分娩时留下的伤口，从而导致感染。

第六章　调治妇科病怎么灸

173

产后腹痛

病解 → 对症灸治 → 自我取穴 → 健康贴士

【病解】

产后腹痛是产后常见病症。症有轻重，轻者一般3~4日后可自行消失，不药而愈；重者则痛剧或持续腹痛不止。此病多因产后气血虚弱、运行不畅、经脉失养或因产后受寒、寒凝血瘀；或情志不畅、肝郁失疏、瘀血内停、恶露不净所致。

【对症灸治】

临床表现　小腹隐痛或绵绵作痛，持续不解；恶露量少、色淡、质稀；头晕眼花、心悸怔忡、大便干结、胃纳欠佳。

灸治取穴　关元、三阴交、归来、气海。

灸治方法　用艾条温和灸，对上述穴位各灸5~10分钟，每日灸1次，以腹痛止为度。

【自我取穴】

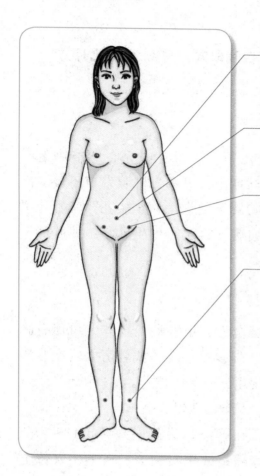

❶ 气海穴　在下腹部，前正中线上，当脐下1.5寸。

❷ 关元穴　在下腹部，前正中线上，当脐下3寸。

❸ 归来穴　在下腹部，当脐中下4寸，距前正中线2寸。

❹ 三阴交　在小腿内侧，当足内踝尖上3寸，胫骨内侧缘后方。

健康贴士

　　保持心情愉快，避免遭受各种精神刺激；注意保暖防风，尤其要保护下腹部，忌用冷水洗浴；休息时应注意随时改变体位，适当活动。

产后缺乳

病解 → 对症灸治 → 自我取穴 → 增效食疗方

【病解】

产后缺乳是指产后乳汁分泌量少，甚至全无，不能满足婴儿需要。多因产妇身体虚弱、产期出血过多、乳腺发育不良、内分泌失调等因素所致。本病可归属于中医学的"缺乳""乳汁不行"范畴，其病因、病机为气血虚弱，不能化生乳汁，或肝郁气滞、经脉涩滞不通。

【对症灸治】

临床表现　乳汁量少，甚至全无，不够喂养婴儿，可伴有胸胁、乳房胀痛，情绪抑郁不舒、烦躁易怒等，或乳房柔软无胀痛感，伴有面色口唇苍白、心悸气短、疲乏困倦等。

灸治取穴　脾俞、足三里、少泽、乳根、膻中。

灸治方法　用艾条温和灸，在脾俞、足三里穴各灸15~20分钟，每日灸1次，10次为一个疗程；或用温和灸，在上述穴位上留针加灸各10~15分钟，每日治疗1次，10次为一个疗程。

【自我取穴】

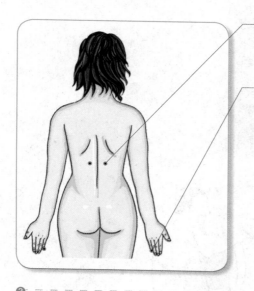

① 脾俞穴　在背部，当第11胸椎棘突下，旁开1.5寸。

② 少泽穴　在小指末节尺侧，距指甲角0.1寸。

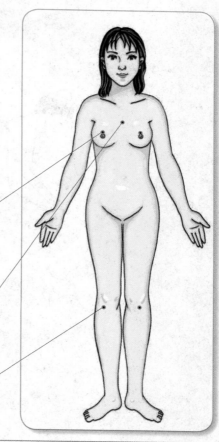

③ 乳根穴　在胸部，当乳头直下，乳房根部，当第5肋间隙，距前正中线4寸。

④ 膻中穴　在胸部，当前正中线上，平第4肋间，两乳头连线的中点。

⑤ 足三里　在小腿前外侧，当犊鼻下3寸，距胫骨前缘1横指（中指）。

增效食疗方

芪肝汤：猪肝500克，黄芪60克。将猪肝洗净，加黄芪放水适量，同煮汤连汤食。补肝益气通乳。黄芪性温味甘益气；猪肝味甘苦而性温，补肝养血。此方可治气血不足的缺乳。

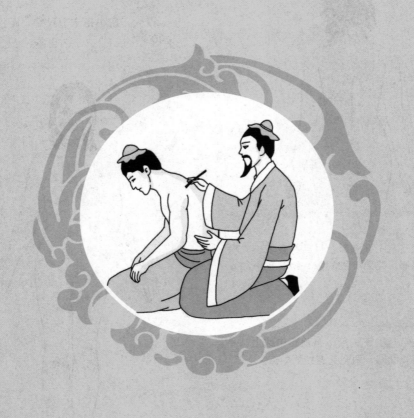

第七章

调治男科病怎么灸

遗精、阳痿、早泄、前列腺炎等，这些都是男性经常会碰到的生理问题，不仅影响到人生的"性福"，同时，还会让一个人的自尊心受到一定程度的伤害，壮阳、补肾等药物，往往也只是权宜之计，甚至还有害无益，利用穴道进行艾灸就能将这些"难言之隐"消除于无形。

遗 精

病解 → 对症灸治 → 自我取穴 → 增效食疗方

【病解】

遗精是指不因性交而精液自行外泄的一种男性性功能障碍性疾病，如果有梦而遗精者称为"梦遗"；无梦而遗精者，甚至清醒的时候精液自行流出称为"滑精"。因均为精液外泄，故统称为遗精，是男性的常见病。引起此病的原因有三：一为烦劳过度，阴精暗耗；或由于多思妄想，恣性纵欲，损伤肾阴，以致阴液不足，阴虚生内热，热扰精室，因而致病；二为手淫频繁或早婚，损伤肾精，肾虚失藏，精关不固；三为饮食不节，醇酒厚味，损伤脾胃，内生湿热，湿热下注，扰动精室所致。此外，经常偷看淫秽读物及影视也是造成遗精的一个重要因素。

【对症灸治】

临床表现　遗精次数过频，每周2次以上或一夜数次，且伴有头昏眼花、腰腿酸软、两耳鸣响等。若每月偶有1～2次遗精，且次日无任何不适者，属生理现象，不是病态，无须治疗。

灸治取穴　肾俞、三阴交、关元、太溪。头晕目眩者加风池、百会；小便热涩不爽者加膀胱俞、中极、次髎；神倦便溏者加脾俞、足三里；夜寐不眠者加神门；精关不固者加神阙、命门。

灸治方法　用艾条温和灸，每次取4~6穴，各灸15分钟，每日灸1次，7次为一个疗程；或用温针灸，每次取4~6穴，各灸10~15分钟，每日灸1次，10次为一个疗程。

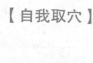【自我取穴】

❶ 百会穴　在头部，当前发际正中直上5寸，或两耳尖连线中点处。

❷ 风池穴　在项部，当枕骨之下，与风府相平，胸锁乳突肌与斜方肌上端之间的凹陷处。

❸ 脾俞穴　在背部，当第11胸椎棘突下，旁开1.5寸。

❹ 命门穴　在腰部，当后正中线上，第2腰椎棘突下凹陷中。

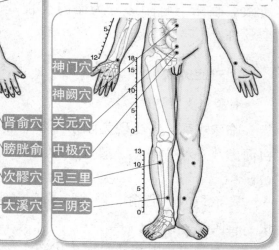

肾俞穴　神门穴

膀胱俞　神阙穴

次髎穴　关元穴

太溪穴　中极穴

　　　　足三里

　　　　三阴交

增效食疗方

　　金樱鲫鱼汤：金樱子30克，鲫鱼250克，香油、食盐各5克。鲫鱼去鳞、内脏，洗净，加金樱子及适量水煲汤，用香油、食盐调味即成。可补肾固精，利尿消肿。适用于男子肾气不固而致遗精、滑精等。

阳痿

病解 ➡ 对症灸治 ➡ 自我取穴 ➡ 增效食疗方

【病解】

阳痿是指成年男子出现阴茎不能勃起或勃起不坚，以致不能完成性交的一种病症。多数患者是由精神心理因素所致，如疲劳、焦虑、紧张、情绪波动等，也有的患者是由器质性病变所致。临床上将阳痿分为命门火衰型、心脾两虚型、恐惧伤肾型三种。

【对症灸治】

1.命门火衰型

临床表现　多表现为阳事不举、精少清冷、头晕耳鸣、面色白而虚浮、精神不振、腰膝酸软无力、怕冷、四肢不温、舌淡、苔白。

灸治取穴　心俞、肾俞、命门、腰阳关、神阙、关元、中极、三阴交、太溪。

灸治方法　用艾炷瘢痕（化脓）灸，每次取2穴，各灸10~15分钟，每日灸1次，3次为一个疗程。

2.心脾两虚型

临床表现　多表现为阳事不举、失眠多梦、头晕、记忆力下降、食欲不振、倦怠乏力、面光无泽、舌质淡嫩。

灸治取穴　心俞、脾俞、肾俞、气海、关元、内关、足三里。

灸治方法　用艾条温和灸，每次取4~6穴，各灸15~20分钟，每日或隔日灸1次，10次为一个疗程。

3.恐惧伤肾型

临床表现　多表现为阳事不举、举而不坚、胆怯多疑、心慌易惊、失眠、苔薄腻。

　　灸治取穴　膀胱俞、关元、曲泉、阴陵泉、三阴交、然谷。

　　灸治方法　用艾条温和灸，每次取3~5穴，各灸10~15分钟，每日灸1次，15次为一个疗程。

【自我取穴】

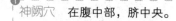

❶ 神阙穴　在腹中部，脐中央。

❷ 气海穴　在下腹部，前正中线上，当脐中下1.5寸。

❸ 关元穴　在下腹部，前正中线上，当脐中下3寸。

❹ 中极穴　在下腹部，前正中线上，当脐中下4寸。

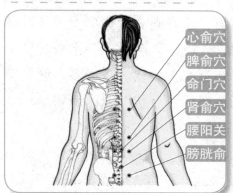

心俞穴
脾俞穴
命门穴
肾俞穴
腰阳关
膀胱俞

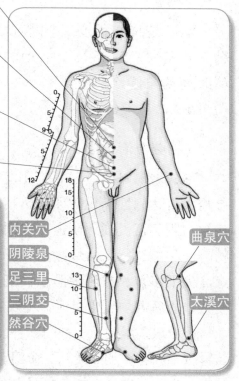

内关穴
阴陵泉
足三里
三阴交
然谷穴

曲泉穴
太溪穴

 增效食疗方

　　韭菜炒羊肝：韭菜100克，羊肝120克。将韭菜去杂质洗净，切1.6厘米长；羊肝切片，与韭菜一起用铁锅旺火炒熟。当菜食用，每日1次。可温肾固精。适用于男子阳痿、遗精等症。

早泄

病解 → 对症灸治 → 自我取穴 → 增效食疗方

【病解】

早泄是指在性交时阴茎尚未插入阴道或刚接触阴道即射精，不能进行正常性交活动的性功能障碍性疾病。性交中射精时间的早晚个体差异较大，一般阴茎插入阴道后2～6分钟即可射精。

【对症灸治】

临床表现 早泄轻者当阴茎插入阴道内半分钟到2分钟，双方均没有达到性满足时即射出精液；重者则表现为男女身体刚刚接触，阴茎还没插入阴道，或刚进入或进入阴道仅抽送数次即射精，而不能进行正常性生活，并伴有腰膝酸软、夜尿多、精神萎靡、失眠多梦，或心虚胆怯、潮热盗汗等症状。若因新婚激动、疲劳、酒后偶尔发生早泄，不属病态。

灸治取穴 关元、神门、心俞、肾俞、志室、三阴交、大赫。若肾气不固者，加灸关元、命门、太溪；阴虚火旺者，加灸内关、神门；心脾两虚者，加灸中极、命门、脾俞、足三里、神门；肝经湿热者，加灸中极、足三里、三阴交、膀胱俞、丰隆。

灸治方法 用艾条温和灸，每次取5～6穴，各灸10～20分钟，每日灸1次，10次为一疗程。或采用艾炷隔姜片施灸，每次取3～5穴，各灸5～7壮，每日或隔日灸1次。

【自我取穴】

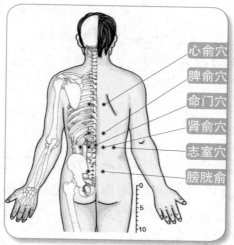

心俞穴 关元穴
脾俞穴 中极穴
命门穴 大赫穴
肾俞穴 内关穴
志室穴 神门穴
膀胱俞

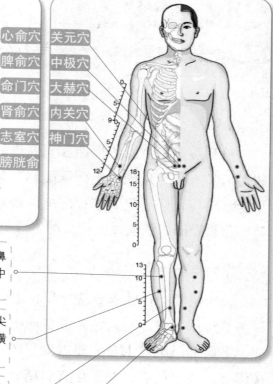

❶ 足三里　在小腿前外侧，当犊鼻下 3 寸，距胫骨前缘1横指（中指）。

❷ 丰隆穴　在小腿前外侧，当外踝尖上 8 寸，条口外，距胫骨前缘2横指（中指）。

❸ 三阴交　在小腿内侧，当足内踝尖上3寸，胫骨内侧缘后方。

❹ 太溪穴　在足内侧，内踝后方，当内踝尖与跟腱之间的凹陷处。

增效食疗方

杞子炖鹌鹑：杞子20克，鹌鹑2只。杞子洗净备用；鹌鹑活杀，去头爪、皮毛、内脏，洗净。同置锅中，加黄酒、葱、姜，隔水清炖30分钟，分次食用。温补中气。适用于心脾两虚型早泄，伴失眠多梦，身倦乏力，自汗健忘，面色不华者。

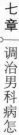

前列腺炎

病解 ➡ 对症灸治 ➡ 自我取穴 ➡ 增效食疗方

【病解】

前列腺炎是青壮年男性容易罹患的一种泌尿系统疾病。患者尿道口常有白色黏液溢出，下腹部、会阴部或阴囊部疼痛，中医认为本病与肾阴不足、相火旺盛，肾亏于下、封藏失职，肾阴亏耗、服损及阳，饮酒过度损伤脾胃等有关。

【对症灸治】

临床表现 有排尿异常症状，表现为尿频、尿急、尿痛、夜尿多、排尿困难，有白色黏液自尿道滴出，会阴部、肛门、腰骶部、下腹部、耻骨上及大腿内侧、睾丸、阴茎、尿道等部位不适或疼痛，或射精痛，并常伴有血精、阳痿、早泄、性欲减退、乏力、忧郁、记忆力减退等症状。

灸治取穴 会阴穴。伴有腰骶不适者加灸肾俞；伴有小腹不利者加灸关元、三阴交；伴有睾丸坠胀者，在大敦点刺放血。

灸治方法 采用艾灸温和灸法，令患者仰卧，暴露阴部，臀部略垫起，用艾灸架固定在会阴穴上施灸。每次灸20~40分钟，以灸至局部温润红热为度，每日下午灸治，每10次为一个疗程，疗程间隔2~3日，灸后短时间内不能饮茶、不进食，以养气血。

怎么灸不生病 生了病怎么灸

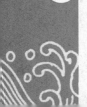

186

【自我取穴】

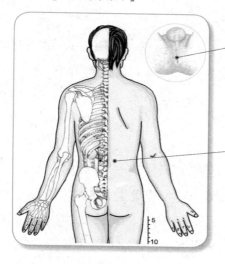

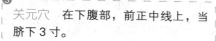

① 会阴穴　在会阴部，男性当阴囊根部与肛门连线的中点。

② 肾俞穴　在腰部，当第2腰椎棘突下，旁开1.5寸。

③ 关元穴　在下腹部，前正中线上，当脐下3寸。

④ 三阴交　在小腿内侧，当足内踝尖上3寸，胫骨内侧缘后方。

⑤ 大敦穴　在足大趾末节外侧，距趾甲角0.1寸。

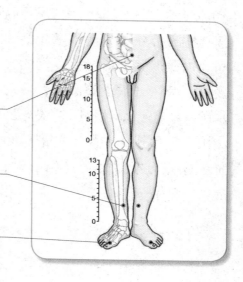

增效食疗方

车前发菜饮：车前子10克，发菜10克，冰糖适量。将车前子用纱布包扎好，与发菜一起，加水适量，武火煎沸后，改用文火煎煮30分钟，捞出纱布袋，加入冰糖，待糖化后，煮沸片刻后，即可服食。可健脾除湿、利水消肿，治疗前列腺炎。

前列腺增生

【病解】

前列腺增生又称前列腺肥大，是老年男性常见的疾病之一。40岁以上男子病理上均有不同程度的前列腺增生，50岁以后才逐渐出现症状，发病率随年龄增长而逐渐增加。此病发病机制多与体内雄激素与雌激素之间的平衡失调有关。可由于气候冷热的变化、劳累或饮酒等因素，使前列腺局部和膀胱颈部发生充血、水肿等引起完全性梗阻造成尿潴留。在夜间熟睡时，尿液可自行流出，发生遗尿现象，尿液压力增大时可引起充溢性尿失禁；膀胱颈部充血或并发炎症结石时，可出现血尿。本病属中医"淋证""癃闭"范畴。

【对症灸治】

临床表现　为尿频、尿急、排尿困难，出现尿线无力，尿流变细或淋漓点滴状。排尿后仍有排尿感。肾阳虚者见夜尿多、形寒肢冷、腰酸；有瘀者见排尿困难，或有血尿，舌边有瘀点；夹湿热者见尿急或闭，恶寒发热，脉浮。

灸治取穴　关元、曲骨、肾俞、三阴交。有湿热者加曲池、合谷；有瘀者加足三里。

灸治方法　用艾罐熏灸或艾条温和灸，每次取其中2~3穴，每穴10~15分钟。肾虚者隔附子片灸，夹湿热者着肤灸，隔日1次。

【自我取穴】

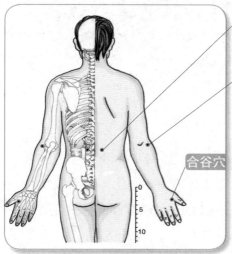

合谷穴　关元穴

❶ 肾俞穴　在腰部，当第2腰椎棘突下，旁开1.5寸。

❷ 曲池穴　在肘横纹外侧端，屈肘，当尺泽与肱骨外上髁连线中点。

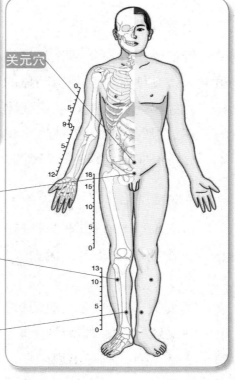

❸ 曲骨穴　在下腹部，当前正中线上，耻骨联合上缘的中点处。

❹ 足三里　在小腿前外侧，当犊鼻下3寸，距胫骨前缘1横指（中指）。

❺ 三阴交　在小腿内侧，当足内踝尖上3寸，胫骨内侧缘后方。

增效食疗方

双仁牛膝粥：桃仁、郁李仁各10克，川牛膝15克，粳米100克。将上3味加水煎煮，去渣，入粳米同煮至粥熟。每日分1～2次服完。可活血化瘀，通利小便。适用于前列腺增生症。

第七章　调治男科病怎么灸

189

男性更年期综合征

病解 ➡ 对症灸治 ➡ 自我取穴 ➡ 健康贴士

【病解】

所谓的男性更年期，就是指男性由壮年向老年过渡的阶段，虽然不像女性那样会经历明显的激素水平的变化，也不像女性那样有停经等明显的生理功能变化，但是在许多方面还是有所反应的。在这段时间内，男性会出现一些症状，有的人明显，有的人不明显，但应当意识到这些症状可能与更年期综合征有关。

【对症灸治】

临床表现 在精神心理方面，注意力不集中，办事缺乏信心，工作能力下降，记忆力、应变力均较差，处理事情优柔寡断，陷于悲伤、焦虑、猜疑、偏执、烦恼状态中。自觉体力不支，需要更多的休息才能应付日常工作。性功能方面，患者性欲、性反应、性能力持续减弱，性交不应期延长，精液量减少，精子质量下降，有时出现阳痿、早泄。在其他方面，患者还可出现头晕耳鸣、失眠多梦、食欲不振、大便秘结或稀溏，小便短少或清长等多种脏腑功能失调的症状。

灸治取穴 命门、涌泉。

灸治方法 悬灸，每穴每次10~20分钟，隔日1次，每月灸7~10次。先灸命门，再灸涌泉，感觉以温热为度。

【自我取穴】

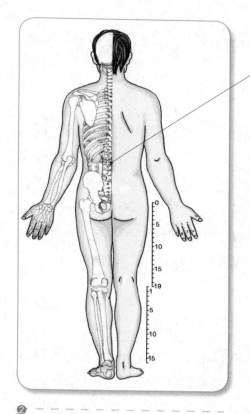

❶ 命门穴　在腰部，当后正中线上，第2腰椎棘突下凹陷中。

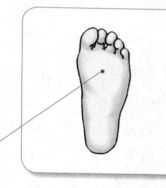

❷ 涌泉穴　在足底部，卷足时足前部凹陷处，约当第2、第3趾趾缝纹头端与足跟连线的前1/3与后2/3交点上。

健康贴士

　　更年期是一个过渡阶段，对于男性而言，同样需要调理养护，以减缓衰老过程，减轻症状，使自己更容易度过这个阶段。灸疗作用是养生调护，以防出现较严重的更年期症状。一般建议在55岁之后就开始治疗。

男性不育症

【病解】

男性不育症是指处于生育年龄的夫妇有正常的性生活，而且未采取避孕措施，但2年以上女性尚未受孕，而究其原因在于男性无生育能力所致，即称男性不育症。中医认为，男性不育者，原因有两类，一类是先天发育异常，另一类是后天病理改变。先天发育异常这里不多做解释，而后天病理改变主要是由于房劳过度或病久伤阴致肾气不足，或过食肥甘滋腻，痰湿内生，湿热下注或气血两虚而致不育。

【对症灸治】

临床表现　肝气郁结症见情志忧郁、胸胁胀痛、阳痿不举或举而不坚，或性交精液不能射出；或胸闷烦躁，见色动情，阳事易举，交媾不射精。肾虚症见腰膝酸软、早泄阳痿、性欲减退、有时遗精，或兼有夜尿多、形寒肢冷。湿热下注见头晕身中、少腹急满、小便短赤、阳事不举。

灸治取穴　关元、气海、三阴交、足三里。肾阴虚者加肾俞、太溪；肾阳虚者加命门、志室；肝郁加肝俞、次髎；肝郁化火者加行间、阴廉；湿热者加次髎、阴陵泉。

灸治方法　艾罐熏灸或温和灸，每次3~5穴，每穴10~15分钟；或着肤灸或隔姜灸，每穴3~5壮。隔日1次，15次为一个疗程。

灸法治疗男性不育症效果较好。灸治前应查清引起不育症的原因，根据不同病因给予治疗。如能结合中药助治，则对缩短疗程、提高疗效有裨益。

【自我取穴】

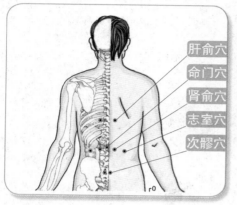

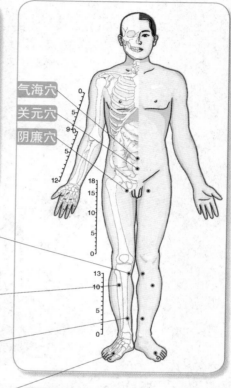

肝俞穴
命门穴
肾俞穴
志室穴
次髎穴

气海穴
关元穴
阴廉穴

❶ 阴陵泉　在小腿内侧，当胫骨内侧髁后下方凹陷处。

❷ 足三里　在小腿前外侧，当犊鼻下3寸，距胫骨前缘1横指（中指）。

❸ 三阴交　在小腿内侧，当足内踝尖上3寸，胫骨内侧缘后方。

❹ 行间穴　在足背侧，当第1、第2趾间，趾蹼缘的后方赤白肉际处。

❺ 太溪穴　在足内侧，内踝后方，当内踝尖与跟腱之间的凹陷处。

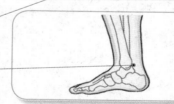

健康贴士

　　改变不良的生活饮食习惯，戒烟戒酒；不要吃过于油腻的东西，否则会影响性欲；还要注意避免接触生活当中的有毒物品，如从干洗店拿回来的衣服要放置几天再穿，因为干洗剂会影响男性的性功能；不要长时间骑自行车、泡热水澡、穿牛仔裤等。

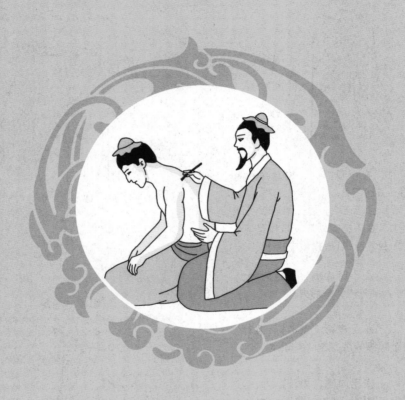

第八章

调治儿科病怎么灸

　　小儿生理结构"脆弱"，很容易受到疾病的青睐，生病后，打针吃药等治疗上的痛苦，真是疼在孩子身，痛在父母心。若您掌握了一套艾灸疗法，不打针、不吃药就可以舒舒服服在家里接受治疗，而且也不会有后遗症。

小儿咳嗽

病解 ➡ 对症灸治 ➡ 自我取穴 ➡ 健康贴士

【病解】

咳嗽是小儿肺部疾患中的一种常见症候。有声无痰为咳，有痰无声为嗽，有声有痰则称为咳嗽。一年四季均可发病，但以冬春为多，外界气候冷热的变化常能直接影响肺脏，加之小儿体质虚弱，很容易患病。中医认为，本病的发展与风、寒、暑、湿、燥、火等外邪的袭击及肺、脾、肾三脏的功能失调有关。由于小儿呼吸系统防御功能不健全、咳嗽反射不敏感，体质比较弱的婴幼儿可能会因奶水呛入气管，堵塞呼吸而发生窒息，甚至危及生命。

【对症灸治】

临床表现　以咳嗽为主，伴有发热、鼻塞、胸闷气短、干咳少痰或咳嗽痰多、神疲等症状。

灸治取穴　肺俞、风门、尺泽、合谷、天突。

灸治方法　用清艾条温和灸，每天1~2次，每次每穴灸15分钟，也可以稍微延长时间。经常灸这几个穴位，可以起到调肺止咳的作用。

【自我取穴】

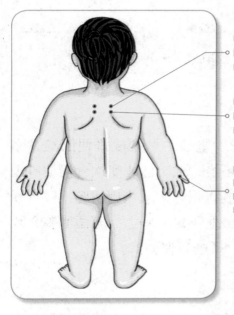

❶ 风门穴　在背部，当第2胸椎棘突下，旁开1.5寸。

❷ 肺俞穴　在背部，当第3胸椎棘突下，旁开1.5寸。

❸ 合谷穴　在手背，第1、第2掌骨间，当第2掌骨桡侧的中点处。

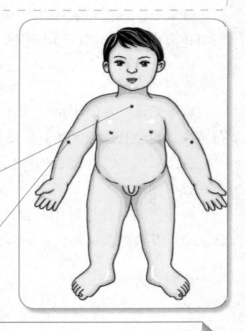

❹ 天突穴　在颈部，当前正中线上胸骨上窝中央。

❺ 尺泽穴　在肘横纹中，肱二头肌腱桡侧凹陷处。

 健康贴士

　　尽量避免让孩子去人员密集的公共场所，注意给孩子保暖，以防风寒再次侵袭；孩子咳嗽时不宜吃寒凉食物；忌让孩子吃得过咸，过咸易诱发咳嗽或使咳嗽加重。

小儿便秘

病解 → 对症灸治 → 自我取穴 → 健康贴士

【病解】

小儿便秘是指小儿大便干燥、坚硬、量少或排便困难，多由于摄入食物及水量不足、喂养不当，或突然改变饮食习惯等因素所致。中医认为，燥热内结、肠胃积热，或热病伤肠、肠道津枯，或乳食积滞、结积中焦，或气血不足、肠道失于濡润等，均可引起大便秘结，当以通腹泻热、顺畅通便为治。

【对症灸治】

临床表现　大便干结、面赤身热、进食减少、腹部胀痛、舌苔黄燥，也会有面色无华、形瘦无力。

灸治取穴　①神阙、气海、关元、足三里。②天枢、水道、上巨虚、曲池。

灸治方法　任选其中一组穴，采用艾条悬灸法，每穴灸5分钟；或用艾炷施灸，每穴灸3~5壮，隔日1次，6次为一个疗程。

【自我取穴】

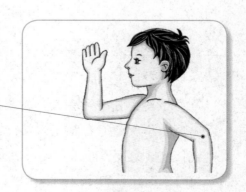

❶ 曲池穴　在肘横纹外侧端，屈肘，当尺泽与肱骨外上髁连线中点。

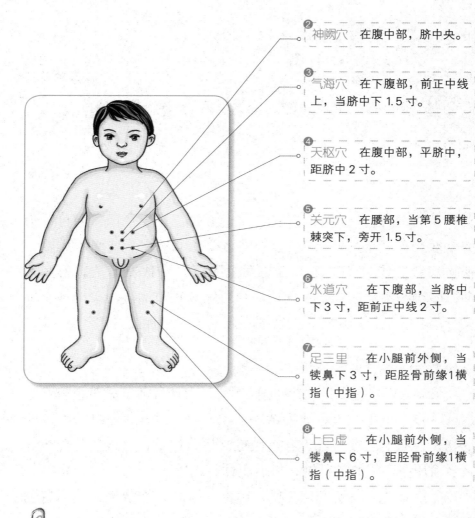

❷ 神阙穴　在腹中部，脐中央。

❸ 气海穴　在下腹部，前正中线上，当脐中下 1.5 寸。

❹ 天枢穴　在腹中部，平脐中，距脐中 2 寸。

❺ 关元穴　在腰部，当第 5 腰椎棘突下，旁开 1.5 寸。

❻ 水道穴　在下腹部，当脐中下 3 寸，距前正中线 2 寸。

❼ 足三里　在小腿前外侧，当犊鼻下 3 寸，距胫骨前缘 1 横指（中指）。

❽ 上巨虚　在小腿前外侧，当犊鼻下 6 寸，距胫骨前缘 1 横指（中指）。

健康贴士

　　注意小儿的饮食结构，改变偏食的坏习惯，要注意多吃些青菜和果汁（可以给些橙汁、雪梨汁或胡萝卜汁），少吃辛辣、刺激、油腻的食物，补充膳食纤维，从而达到平衡肠内微环境的方法来根治；多喝水，并给小儿养成定期排便的习惯，儿童要进行适当的体育锻炼，以增强体质。

小儿腹泻

病解 → 对症灸治 → 自我取穴 → 增效食疗方

【病解】

小儿腹泻是一种胃肠功能紊乱综合征。根据病因不同可分为感染性和非感染性两大类。2岁以下婴儿，消化功能尚不成熟，抵抗疾病的能力差，尤其容易发生腹泻。夏秋季节是病菌多发期，多种细菌、病毒、真菌或原虫可随食物或通过污染的手、玩具、用品等进入消化道，很容易引起肠道感染性腹泻。

【对症灸治】

临床表现　每日排便5～10次不等，大便稀薄，呈黄色或黄绿色稀水样，似蛋花汤，或夹杂未消化食物，或含少量黏液，有酸臭味，偶有呕吐或溢乳，食欲减退。患儿体温正常或偶有低热。重者血压下降、心音低钝，可发生休克或昏迷。

灸治取穴　天枢、足三里、中脘。呕吐者加内关；发热者加合谷；积滞者加四缝。

灸治方法　用针后灸法，采取快速进针法，不留针。针后用艾条雀啄灸，灸至局部皮肤稍红润为度，每月治疗1次，3次为一个疗程。

【自我取穴】

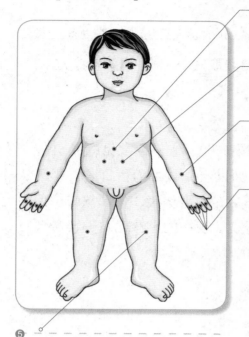

① 中脘穴　在上腹部，前正中线上，当脐上4寸。

② 天枢穴　在腹部，平脐中，距脐中2寸。

③ 内关穴　在前臂掌侧，当曲泽与大陵的连线上，腕横纹上2寸，掌长肌腱与桡侧腕屈肌腱之间。

④ 四缝穴　位于两手2～5指的掌面，指间关节横纹之中点处，每侧四穴。

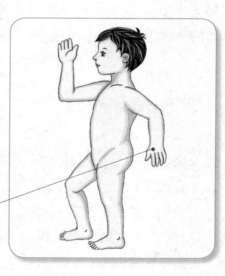

⑤ 足三里　在小腿前外侧，当犊鼻下3寸，距胫骨前缘1横指（中指）。

⑥ 合谷穴　在手背，第1、第2掌骨间，当第2掌骨桡侧的中点处。

增效食疗方

　　胡椒糖：白胡椒2克，葡萄糖粉18克。把白胡椒先放入捣筒内捣碎，继续捣成极细粉末，同葡萄糖一并拌和均匀即可。1岁以下小儿每次0.3～0.5克；3岁以下0.5～1.5克，一般不超过2克，每日3次，连服2～3天为一疗程。可温中止泻。适用于小儿消化不良型腹泻。

百日咳

【病解】

百日咳在中医学上又称"顿咳"，是一种常见的儿科传染病，本病由于病程可持续2~3个月以上，故称为百日咳。中医认为本病的发生主要是由于素体不足，内隐伏痰，风邪从口鼻而入侵袭于肺。由于人们对本病的重视，现在的小孩已普遍接种"百白破"三联疫苗，百日咳发病率已大大降低。

【对症灸治】

1.百日咳初期

临床表现　发病初症状似感冒，咳嗽、打喷嚏、流鼻涕、轻微发烧，3~4日后上述症状逐渐减轻。

灸治取穴　肺俞、尺泽、列缺、鱼际、少商、大椎。

灸治方法　用艾条温和灸，每次取3~5穴，各灸5~15分钟，每日灸1次，10次为一个疗程。

2.百日咳中期

临床表现　继而加重，出现阵发性、痉挛性咳嗽，咳嗽有特殊的鸡鸣样回声，尔后倾吐痰涎泡沫而止。多伴有颜面和眼睑水肿，甚则有鼻出血和咯血出现。

灸治取穴　肺俞、尺泽、列缺、定喘、天突。

灸治方法　用艾炷隔药饼灸，用荆芥10克煎水，调药末成膏状，做成薄圆药饼，分别盖在肺俞、尺泽、列缺、定喘、天突穴上，再将麦粒大艾炷置于药饼上，各灸10~15分钟，每日灸1次，

7日为一个疗程。本病中期病情最重，所以一定要护理好，以防肺炎、咳喘等疾病的袭击。

3.百日咳晚期

临床表现　痉咳则逐渐缓解，最终恢复健康。

灸治取穴　肺俞、尺泽、列缺、脾俞、足三里。

灸治方法　用艾炷隔姜灸，灸前用手指置穴上各揉按3~5分钟，再放置姜片于穴位上，然后把麦粒大的艾炷置姜片上，各灸10~15分钟，每日或隔日灸1次。

【自我取穴】

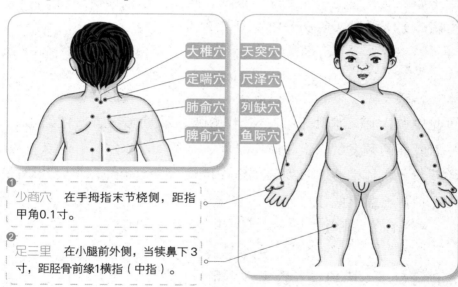

大椎穴　定喘穴　肺俞穴　脾俞穴

天突穴　尺泽穴　列缺穴　鱼际穴

 ❶ 少商穴　在手拇指末节桡侧，距指甲角0.1寸。

❷ 足三里　在小腿前外侧，当犊鼻下3寸，距胫骨前缘1横指（中指）。

🔖 **增效食疗方**

　　罗汉果柿饼茶：罗汉果1个，柿饼4个。将罗汉果、柿饼洗净切碎，加水煎汤，代茶饮用，每日1剂，连服1周。清热润肺，化痰止咳。适应于百日咳中期。

小儿疳积

病解 ➡ 对症灸治 ➡ 自我取穴 ➡ 健康贴士

【病解】

小儿疳积即小儿营养不良症，是一种慢性营养缺乏病，又称蛋白质、热量不足性营养不良症。主要是由于喂养不当或某些疾病（如婴幼儿腹泻、先天幽门狭窄、腭裂、急慢性传染病、寄生虫病等）所引起。多发于3岁以下婴幼儿。

【对症灸治】

临床表现　初期有不思饮食、恶心呕吐、腹胀或腹泻，继而可见烦躁哭闹、睡眠不实、喜欢俯卧、手足心热、口渴喜饮、午后颜面两颧发红、大便时干时溏、小便如淘米水样，日久则面色苍黄、机体消瘦、头发稀少结如穗状、头大颈细、腹大肚脐凸出、精神萎靡不振等。

灸治取穴　脾俞、胃俞、足三里、落枕、四缝。

灸治方法　用针灸法，先令患儿仰卧或坐好，定好穴位，常规消毒后以右手拇指、食指、中指持住针柄，迅速在四缝穴点刺，挤压出黄白黏液，然后配合毫针针刺足三里、脾俞、胃俞、落枕，得气后出针，不留针。针后用艾条温和灸双侧足三里、脾俞、胃俞各5~10分钟，每日治疗1次，3~6次为一个疗程。坚持治疗，效果颇佳。

【自我取穴】

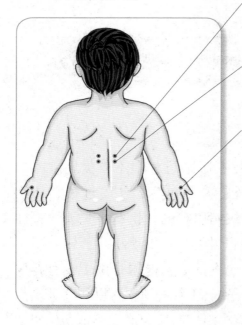

① 脾俞穴　在背部，当第11胸椎棘突下，旁开1.5寸。

② 胃俞穴　在背部，当第12胸椎棘突下，旁开1.5寸。

③ 落枕穴　在手背侧，当第2、第3掌骨间，掌指关节后0.5寸处。

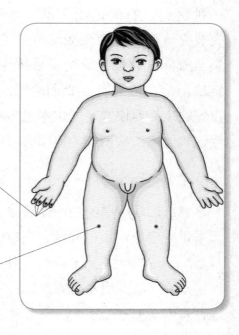

④ 四缝穴　位于两手2～5指的掌面，指间关节横纹之中点处，每侧四穴。

⑤ 足三里　在小腿前外侧，当犊鼻下3寸，距胫骨前缘1横指（中指）。

健康贴士

　　平时要注意小儿的饮食调理，饮食有度，不可养成偏食和挑食的习惯。注意饮食卫生，预防各种肠道传染病和寄生虫病，多去户外活动。

小儿遗尿

病解 → 对症灸治 → 自我取穴 → 增效食疗方

【病解】

小儿遗尿是指3岁以上的孩子在睡眠过程中不自觉地排尿的一种疾病。有的是由于泌尿系统感染如包茎、包皮过长、外阴炎、先天性尿道急性尿路感染等疾病引起的。也有由先天性脊柱裂、癫痫、尿崩症等全身系统疾病引起的。发现小儿遗尿，不要盲目治疗，应该首先查明原因。也有的小儿遗尿是由于没有养成良好的生活习惯或晚间饮水过多所致。单纯的遗尿可以用艾灸来治疗，其他由疾病引起的遗尿必须就医治疗，艾灸治疗作辅助作用。

【对症灸治】

临床表现　单纯的小儿遗尿，中医归结为肾元亏虚，因小儿先天不足或者禀赋不足导致，在夜间肾元不能固守尿液则发生遗尿。

灸治取穴　关元、肾俞、外关、三阴交、百会、大椎。

灸治方法　用悬灸或艾条温和灸，灸三阴交、肾俞、外关穴，每穴灸15~20分钟，灸百会、大椎、关元穴各5~10分钟。

【自我取穴】

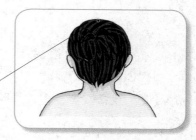

❶ 百会穴　在头部，当前发际正中直上5寸，或两耳尖连线中点处。

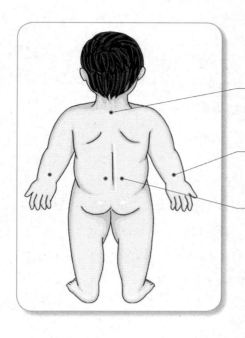

❷ 大椎穴　在后正中线上，第7颈椎棘突下凹陷中。

❸ 外关穴　在前臂背侧，当阳池与肘尖的连线上，腕背横纹上2寸，尺骨与桡骨之间。

❹ 肾俞穴　在腰部，当第2腰椎棘突下，旁开1.5寸。

❺ 关元穴　在下腹部，前正中线上，当脐下3寸。

❻ 三阴交　在小腿内侧，当足内踝尖上3寸，胫骨内侧缘后方。

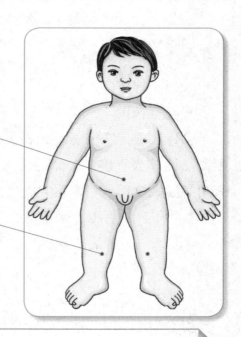

增效食疗方

山药猪肚汤：山药10～15克，糯稻根30克，猪肚1个，黑枣2～4枚。将糯稻根、猪肚分别洗净，切段，与山药、黑枣同入砂锅，加水适量，煮至猪肚熟烂。饮汤，吃猪肚。可健脾固肾。适用于小儿遗尿症。

小儿惊风

【病解】

小儿惊风又称小儿惊厥，是由多种疾病引起的脑功能暂时紊乱、神经元异常放电的一种疾患。本病由多种原因引起，常见于小儿高热、流行性脑膜炎、脑发育不全等病。多发生于1～5岁小儿，四季均可发病，临床上有急性惊风和慢性惊风之分。

【对症灸治】

1. 急性惊风

临床表现　以突然意识丧失、眼球上翻、凝视或斜视、牙关紧闭、四肢强直痉挛、角弓反张、大小便失禁为主症。急性惊风来势急猛，发作前可有呕吐、发热、烦躁、易惊等先兆。

灸治取穴　天枢、足三里、神阙、太冲。

灸治方法　用艾条温和灸，每穴灸10～20分钟，每日灸1次，5次为一个疗程。

2. 慢性惊风

临床表现　有手足抽搐无力、形神疲惫、嗜睡、面色苍白、四肢冷、呼吸弱等症状。

灸治取穴　肝俞、脾俞、胃俞、肾俞、命门、气海、关元。

灸治方法　用艾炷隔盐灸，用食盐填满脐窝，每穴灸10～15分钟，每日灸2次。

【自我取穴】

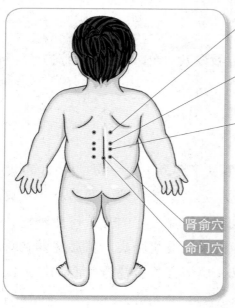

❶ 肝俞穴　在背部，当第9胸椎棘突下，旁开1.5寸。

❷ 脾俞穴　在背部，当第11胸椎棘突下，旁开1.5寸。

❸ 胃俞穴　在背部，当第12胸椎棘突下，旁开1.5寸。

肾俞穴　天枢穴
命门穴　神阙穴
　　　　气海穴
　　　　关元穴

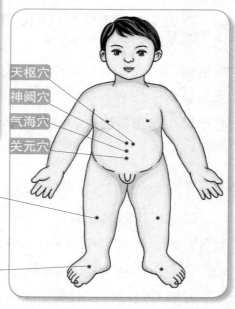

❹ 足三里　在小腿前外侧，当犊鼻下3寸，距胫骨前缘1横指（中指）。

❺ 太冲穴　在足背侧，当第1跖骨间隙的后方凹陷处。

健康贴士

　　小儿惊风抽搐时切勿强行牵拉，以防扭伤；患儿应侧卧，并用多层纱布包着竹片，放在上下齿之间，以免咬伤舌头；保持呼吸道畅通，口腔内的分泌物、痰涎随时吸出，防止窒息；注意患儿的体温、呼吸、出汗、面色等情况；保持室内安静、避免刺激，以利休息与康复。

小儿肺炎

病解 → 对症灸治 → 自我取穴 → 增效食疗方

【病解】

　　肺炎是小儿的常见疾病，多见于婴幼儿，一年四季均可发病，以冬春季节气候变化时发病率尤高。其病因主要是小儿素喜吃过甜、过咸、油炸等食物，致宿食积滞而生内热，痰热壅盛，偶遇风寒使肺气不宣，二者互为因果而发生肺炎。体质虚弱和营养不良小儿患本病后，病程较长，病情亦重，易合并心功能衰竭等症。

【对症灸治】

　　临床表现　多数表现有发热、咳嗽、气急，有时伴有口唇青紫等现象。严重者可由于呼吸困难而造成严重缺氧，出现心跳加快、面色苍白或青紫、烦躁不安、嗜睡等症状，甚至出现高热抽搐、吐咖啡色物体、腹胀等症状。

　　灸治取穴　肺俞、大椎、身柱、定喘、膻中。

　　灸治方法　每次取2个穴位，采用艾炷隔姜灸法，将鲜姜片放在穴位上，上面放置黄豆大小的艾炷，点燃施灸，每次每穴灸3~5壮，隔日1次，7次为一个疗程。

【自我取穴】

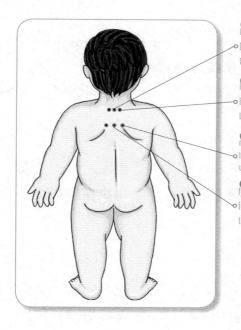

❶ 大椎穴　在后正中线上，第7颈椎棘突下凹陷中。

❷ 定喘穴　位于人体背部，第7颈椎棘突下，旁开0.5寸。

❸ 肺俞穴　在背部，当第3胸椎棘突下，旁开1.5寸。

❹ 身柱穴　在背部，当后正中线上，第3胸椎棘突下凹陷中。

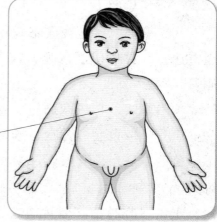

❺ 膻中穴　在胸部，当前正中线上，平第4肋间，两乳头连线的中点。

增效食疗方

杏仁桑皮粥：杏仁6克(去皮尖)，桑白皮15克，生姜6克，大枣5枚(去核)，粳米150克，牛奶30毫升。杏仁研泥，调入牛奶取汁；桑白皮、生姜、大枣水煎取汁，以药汁入粳米煮粥，将熟时入杏仁汁再稍煮即成。一日分数次热服。可宣肺止咳平喘。

小儿夜啼

病解 ➡ 对症灸治 ➡ 自我取穴 ➡ 增效食疗方

【病解】

夜啼是婴幼儿常见症，多见于6个月以内婴幼儿。但小儿偶尔夜啼非属病态，是一种生理活动形式的补充。此病多因心热、脾寒、伤食、惊恐或心肾亏虚所致。

【对症灸治】

临床表现　多在夜间啼哭不止，白天正常。或阵阵啼哭；或通宵达旦，哭后仍能入睡；或伴见面赤唇红；或阵阵腹痛；或腹痛呕吐等。

灸治取穴　心热取通里、中冲、劳宫；脾寒取中脘、神阙、公孙；受惊取百会、劳宫、涌泉。

灸治方法　用艾条温和灸，于每日临睡前对所选穴位施灸，每穴灸5分钟，每日灸1次，中病即止；或用艾炷隔姜灸，取百会穴，于每日临睡前将姜片放在百会穴上，上置麦粒大小的艾炷，灸5~10分钟，每日灸1次，中病即止。

【自我取穴】

❶ 百会穴　在头部，当前发际正中直上5寸，或两耳尖连线中点处。

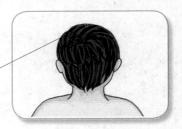

② 中脘穴　在上腹部，前正中线上，当脐中上4寸。

③ 神阙穴　腹中部，脐中央。

④ 通里穴　在在前臂掌侧，当尺侧腕屈肌腱的桡侧缘，腕横纹上1寸。

⑤ 劳宫穴　在手掌心，当第2、第3掌骨之间偏于第3掌骨，握拳屈指的中指尖处。

⑥ 中冲穴　在手中指末节尖端中央。

⑦ 公孙穴　在足内侧缘，当第一跖骨基底部的前下方。

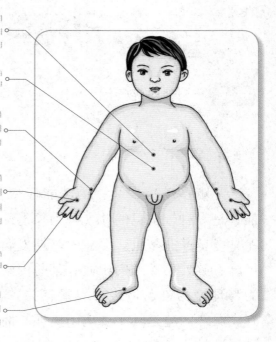

⑧ 涌泉穴　在足底部，卷足时足前部凹陷处，约当第2、第3趾趾缝纹头端与足跟连线的前1/3与后2/3交点上。

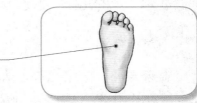

增效食疗方

葱白红糖饮：连须葱白50克，红糖适量。将葱白洗净，切段，放入锅内，加水煮沸10分钟，去渣，调入红糖即成。每日1剂，连服7～10天。葱白性温，味辛，有解表散寒、通阳开窍、祛风活络等功效；红糖可补血、祛寒。适用于脾寒所致小儿夜啼。

儿童多动症

病解 → 对症灸治 → 自我取穴 → 健康贴士

【病解】

儿童多动症，又称脑功能轻微失调或轻微脑功能障碍综合征，是一种较常见的儿童行为障碍综合征。本病男孩多于女孩，尤其以早产儿多见。多在学龄期发病，其病因有人认为与难产、早产、脑外伤、颅内出血、某些传染病、中毒等有关，也有人认为与环境污染、遗传等因素有关。中医认为心脾两虚、肝阳上亢、湿热内蕴是其主要病因病理。而艾灸治疗儿童多动症，主要是通过对儿童的阴阳、脏腑功能进行调节，使其恢复正常。

【对症灸治】

临床表现　情绪易冲动而缺乏控制力；上课不遵守纪律，如话多、小动作多、听觉辨别能力差和语言表达能力差，学习能力低；在集体生活中不合群，容易激动，好与人争吵；在家长面前倔强，不听话，冒失、无礼貌；有些患儿采取回避困难的态度，变得被动、退缩。

灸治取穴　内关、太冲、大椎、曲池。若注意力不集中，加百会、四神聪、大陵；若行为表现活动过多，加安眠、心俞；情绪不稳、烦躁，加神庭、膻中、照海。

灸治方法　用艾条温和灸，每穴灸5~10分钟，每日或隔日1次，10次为一疗程，年龄稍大者可改为电针。

儿童多动症的灸治虽然对神经和脏腑功能有明显的调节作

用，但是并不能完全治愈，还要结合药物、行为疗法等治疗手段进行治疗，因为多动症本身就是一个慢性疾病，多管齐下的综合治疗，才能取得更明显的效果。

【自我取穴】

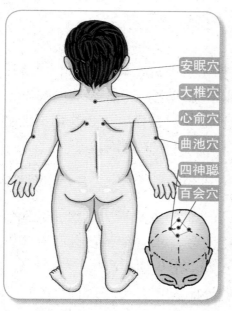
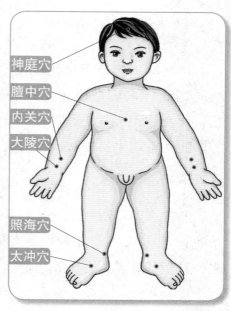

健康贴士

应使患儿克服偏食和挑食的习惯。膳食搭配要合理，粗粮与细粮、荤菜与蔬菜水果搭配；忌食食品添加剂，如食用色素及含防腐剂等的食品；忌让患儿吃可能受铅污染的食物和含铅量高的食物，如贝类、大虾、甘蓝、皮蛋、爆米花等；少吃糖及甜食，补充铁和锌，适当多吃一些红肉和动物肝脏、血豆腐、海藻等，以增加铁和其他营养素的摄入。

小儿厌食症

病解 → 对症灸治 → 自我取穴 → 增效食疗方

【病解】

小儿厌食症是指小儿较长时期见食不贪、食欲不振、厌恶进食的病症。本病是目前儿科临床常见病之一，多见于1～6岁小儿，其发生无明显的季节差异，一般预后良好。少数长期不愈者可影响儿童的生长发育，也可成为其他疾病的诱因。

【对症灸治】

临床表现　小儿厌食症以厌恶进食为主要临床症状。其他症状也以消化功能紊乱为主，如嗳气恶心、迫食、多食后脘腹作胀，甚至呕吐、大便不调、面色欠华、形体偏瘦等。

灸治取穴　脾俞、胃俞、中脘、足三里。

灸治方法　用艾条温和灸，在上述穴位上各灸10～15分钟，每日灸1次，以灸至小儿食欲增进为止。

【自我取穴】

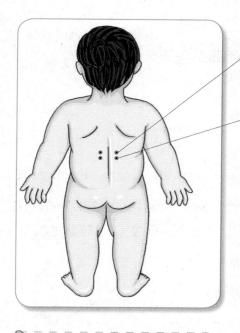

① 脾俞穴　在背部，当第11胸椎棘突下，旁开1.5寸。

② 胃俞穴　在背部，当第12胸椎棘突下，旁开1.5寸。

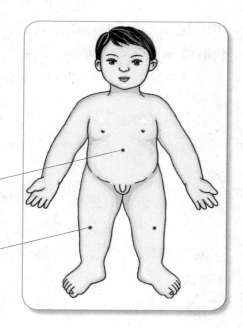

③ 中脘穴　在上腹部，前正中线上，当脐上4寸。

④ 足三里　在小腿前外侧，当犊鼻下3寸，距胫骨前缘1横指（中指）。

 增效食疗方

炖苹果泥：用苹果1个。将苹果洗净削去皮，切成薄片，放碗内加盖，置锅中隔火炖熟，用汤匙捣成泥状，喂幼儿服食。适用于小儿厌食症。

小儿伤食

病解 → 对症灸治 → 自我取穴 → 健康贴士

【病解】

小儿伤食，也叫小儿积食。多因饮食不当损伤脾胃所致。从中医观点来说，是由于脾胃虚弱致食物蓄积肠胃、无法消化，在胃肠堆积发酵而致发烧，以婴幼儿为最多。此发烧四肢掌心热，不像感冒的四肢冷，消食即烧退而痊愈。

【对症灸治】

临床表现　食欲下降、厌食、恶心、呕吐、没有精神等一系列症状。

灸治取穴　足三里、神阙、中脘、气海、百会穴。

灸治方法　用艾条温和灸两侧的足三里穴，然后灸神阙、中脘、气海、百会穴及整个腹部，每个穴位灸15分钟，每天1~2次。

【自我取穴】

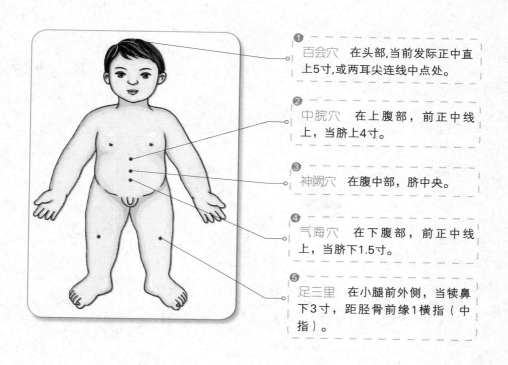

❶ 百会穴　在头部,当前发际正中直上5寸,或两耳尖连线中点处。

❷ 中脘穴　在上腹部,前正中线上,当脐上4寸。

❸ 神阙穴　在腹中部,脐中央。

❹ 气海穴　在下腹部,前正中线上,当脐下1.5寸。

❺ 足三里　在小腿前外侧,当犊鼻下3寸,距胫骨前缘1横指（中指）。

健康贴士

　　家长要控制好孩子的饮食,不能让孩子看什么好吃,抓起来就吃。由于孩子小,脾胃较虚弱,稍有饮食不周,就会从胃肠中表现出来,导致伤食。另外,孩子一旦患了伤食症,可暂时停止进食或少食1~2餐。1~2天内不吃脂肪类食物。婴儿可以喂脱脂奶、米汤、胡萝卜汤等；已断奶幼儿可以吃些粥、豆腐乳、肉松、蛋花粥、面条等。同时可服用一些助消化药。

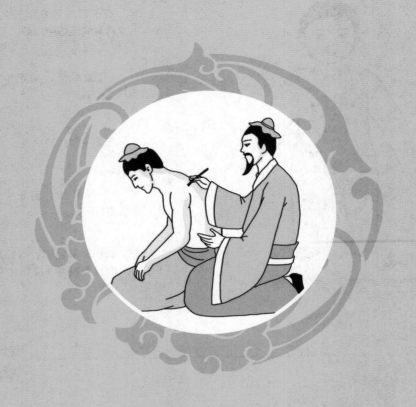

第九章

调治五官科病怎么灸

　　耳聋、耳鸣、过敏性鼻炎、牙痛、近视、远视、斜视……五官科疾病，不仅让人没面子，而且还没有健康里子。看看艾灸与这些疾病的关系，想必你就会明白，艾灸疗法是一举两得的好事：不仅让你有面子——五官端正，还让你有里子——身体安康。

近　视

【病解】

　　近视是指眼睛看不清远处物体、却能看清近处物体的症状。在屈光静止的前提下，远处的物体不能在视网膜汇聚，而在视网膜之前形成焦点，因而造成视觉变形，导致远方的物体模糊不清。近视分屈光和轴性两类，其中屈光近视最为严重。屈光近视可达到600度以上，即高度近视。近视是临床常见眼病，尤其以青少年居多。中医称近视为"能近怯远症"，主要由于先天禀赋不足，肝血虚、肾精亏，不能贯注于目而导致光华不能。早期采用艾灸治疗，常可获效。

【对症灸治】

　　临床表现　常表现为远处的物体、字迹辨认困难，亦会出现眼胀、头痛、视力疲劳等症状。

　　灸治取穴　睛明、承泣、攒竹、肾俞、关元、肝俞、心俞、神门、光明、足三里、三阴交。

　　灸治方法　用艾条温和灸，每次取3~5穴，以艾条悬之温和灸，各灸20~30分钟，每日灸1次，10日为一个疗程，每疗程间隔5~7日。

【自我取穴】

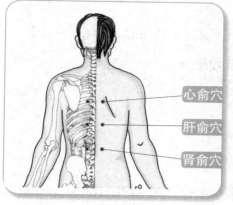

心俞穴

肝俞穴

肾俞穴

攒竹穴

睛明穴

承泣穴

关元穴

神门穴

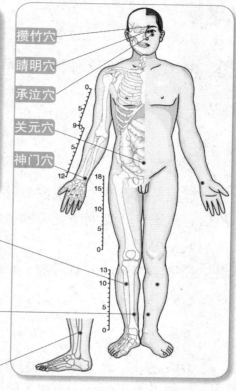

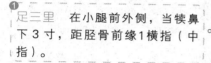

❶ 足三里　在小腿前外侧，当犊鼻下 3 寸，距胫骨前缘 1 横指（中指）。

❷ 三阴交　在小腿内侧，当足内踝尖上 3 寸，胫骨内侧缘后方。

❸ 光明穴　在小腿外侧，当外踝尖上 5 寸，腓骨前缘。

健康贴士

（1）看书时，与读物保持适当的距离，不要侧着或躺着看书，也不宜在晃动的车上阅读。照明光线最好来自头部左后方，以不闪烁的日光灯为好。

（2）避免过度用眼。近距离作业（如操作电脑）时应每30～60分钟休息5～10分钟，并观看远处景物。看电视要与电视机保持适当的距离，且电视荧屏的高度要比眼睛低一些。

（3）摄取足够的营养。营养不均衡体能易衰弱，因此用眼工作时，较易疲劳，也较易产生近视或使近视度数加深。

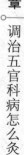

远 视

【病解】

远视是指眼在不使用调节时，平行光线通过眼的屈光系统屈折后，焦点落在视网膜之后的一种屈光状态，多见于中老年人。本病发生可因先天禀赋不足，或后天发育不足，以致眼球发育不良，经络阻滞；或肝肾亏虚、阴精不足、虚阳浮越、目中光滑散乱而致病。

【对症灸治】

临床表现　看远处时视力良好，但看近物时（如看书、缝纫等）经常出现头胀痛、视物不清、眼眶痛甚至恶心。

灸治取穴　睛明、鱼腰、太阳。视物模糊加肝俞；腰膝酸软加肾俞。

灸治方法　用温和灸，每穴灸10~15分钟，每日灸1次，5~7日为一个疗程，睛明可温针灸，或用药物灸，方法是取决明子20克，珍珠粉10克研为末，以适量醋调灸肝俞穴、肾俞穴，以胶布固定，2日换1次药。

【自我取穴】

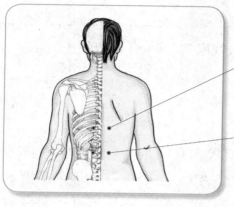

❶ 肝俞穴　在背部，当第9胸椎棘突下，旁开1.5寸。

❷ 肾俞穴　在腰部，当第2腰椎棘突下，旁开1.5寸。

 鱼腰穴　位于额部，瞳孔直上，眉毛中。

❹ 太阳穴　在颞部，当眉梢与目外眦之间，向后约1横指的凹陷处。

❺ 睛明穴　在面部，目内眦角稍上方凹陷处。

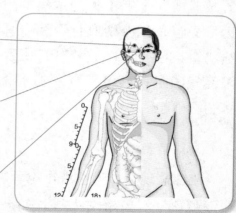

健康贴士

　　远视眼易产生视疲劳，近距离工作或阅读时间不能持久，应验光检查，然后配适宜的凸球镜片即可以解决。对于青少年远视眼又有内斜者一定要滴睫状肌散瞳验光配镜。凡是发现有斜视的儿童，应及早到医院检查，散瞳验光佩戴度数适宜的眼镜，有利于提高视力、矫正部分斜视及防止弱视产生。

耳聋、耳鸣

病解 → 对症灸治 → 自我取穴 → 健康贴士

【病解】

耳聋、耳鸣是听觉异常的症状。耳鸣是指患者自觉耳内鸣响，如闻蝉声，或如潮声，或嗡嗡声，妨碍听觉；耳聋是指听力减退或完全听不见。本病多因心主血脉，心气不足，则气血运行受阻，气滞则血行迟缓，耳脉经气失充；或气血瘀滞，耳脉闭塞，经气无以充养耳窍所致；或因肝胆风火上逆，以致少阳经气闭阻；或因震伤；或因肾精亏虚、髓海不足；或由其他疾病所引起。

【对症灸治】

临床表现　耳鸣患者自觉耳内鸣响，呈阵发性或持续性，鸣声高低不一，安静时尤甚，妨碍听觉；耳聋则以听力减退或完全听不见为症。两者常同时并见，兼有头晕眼花、神疲体倦或口苦、咽干、胁痛等症状。

灸治取穴　太冲、侠溪、丘墟、中渚、听宫、翳风。实证，加丰隆、偏历；虚证，加肾俞、关元、太溪、足三里、神阙。

灸治方法　采用艾条温和灸，辨证每次取4～6穴，各灸5～10分钟，每日灸1次，10次为一个疗程。或用艾炷隔姜灸，每次取3～5穴，将姜片放在穴上，上置如麦粒大艾炷，点燃施灸，各灸5～7壮，隔日灸1次，10次为一个疗程。

【自我取穴】

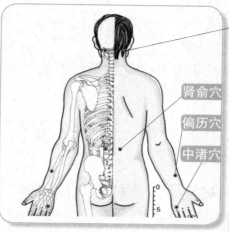

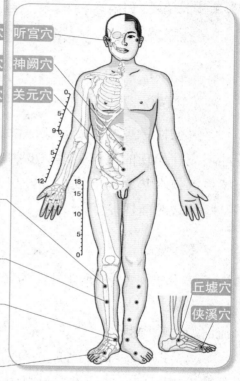

❶翳风穴 在耳垂后方，当乳突与下颌角之间的凹陷处。

肾俞穴 听宫穴

偏历穴 神阙穴

中渚穴 关元穴

❷足三里 在小腿前外侧，当犊鼻下3寸，距胫骨前缘1横指（中指）。

❸丰隆穴 在小腿前外侧，当外踝尖上8寸，条口外，距胫骨前缘2横指（中指）。

❹太溪穴 在足内侧，内踝后方，当内踝尖与跟腱之间的凹陷处。

❺太冲穴 在足背侧，当第1跖骨间隙的后方凹陷处。

丘墟穴

侠溪穴

健康贴士

（1）本病患者应注意摄生调养，当不时出现耳鸣症状时，应加强自我保养，可结合自我按摩法，其具体做法：患者先以两手掌心紧按外耳道口，同时以四指反复敲击枕部或乳突部，继而手掌起伏，使外耳道口有规律地开合，坚持每天早晚各做数分钟。

（2）患者在日常生活中应注意劳逸结合、忌喜怒无常、避房劳，少食辛辣等刺激性食物，戒烟酒。

过敏性鼻炎

病解 → 对症灸治 → 自我取穴 → 健康贴士

【病解】

过敏性鼻炎又称变态反应性鼻炎，是身体对某些过敏源敏感性增高而出现的以鼻黏膜病变为主的一种异常反应。本病多因外感风寒或风热之邪而致营卫失和、腠理郁闭，上客鼻窍；或受到某些过敏源而诱发。

【对症灸治】

临床表现 风寒型表现为鼻塞、喷嚏、流清涕、咳嗽、咽痛、恶风寒、身痛、舌质淡红、苔薄白、脉浮紧；风热型表现为流清涕、喷嚏频频、鼻痒不适、经常反复发作、早晚为甚。

灸治取穴 肺俞、迎香、曲池、合谷、足三里、三阴交。风寒外袭者加风池、大椎；风热内袭者加肾俞、太溪；脾气虚弱者加脾俞。

灸治方法 用艾条温和灸，辨证每次取3~5穴，各灸20~30分钟，每日灸1次或2次，7日为一个疗程；或用艾炷隔姜灸，每次取主穴2个，配穴1个，将姜片放在穴上，上置适当大小艾炷，点燃施灸，各灸10~15分钟，每日灸1次，7次为一个疗程。

【自我取穴】

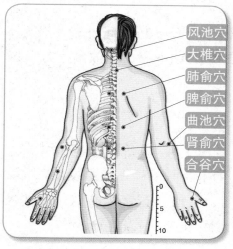

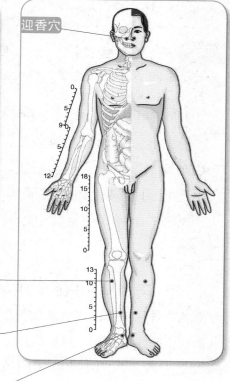

① 足三里　在小腿前外侧，当犊鼻下3寸，距胫骨前缘1横指（中指）。

② 三阴交　在小腿内侧，当足内踝尖上3寸，胫骨内侧缘后方。

③ 太溪穴　在足内侧，内踝后方，当内踝尖与跟腱之间的凹陷处。

健康贴士

（1）经常参加体育锻炼，以增强抵抗力。

（2）注意不要骤然进出冷热悬殊的环境。

（3）常做鼻部按摩，如长期用冷水洗脸更好。

（4）已知道致敏源者，尽量设法避免接触致敏物。

（5）季节性发作，提前1周进行药物预防。

（6）发作期间，要注意保暖，防止冷寒侵袭。

鼻出血

病解 → 对症灸治 → 自我取穴 → 增效食疗方

【病解】

鼻出血，医学称"鼻衄"，多由于肺燥血热引起鼻腔干燥，毛细血管韧度不够、破裂所致。如不及时治疗，迁延发展，将会产生严重的后果，如鼻黏膜萎缩、贫血、记忆力减退、视力不佳、免疫力下降，甚至会引起缺血性休克，危及生命。

【对症灸治】

临床表现　鼻中出血，伴有发热、咳嗽、口干、头痛、舌红脉数者为肺经有热；兼见烦热、口渴引饮、口臭、便秘、苔黄脉洪数者为胃经有热；若见颧红、口干、食欲减退、精神不振、脉细数无力者，为阴虚火旺者所致。

灸治取穴　合谷、上星、迎香。肺经有热加少商；胃经有热加内庭；阴虚火旺加复溜、三阴交。

灸治方法　用艾炷隔姜灸，在上述穴位各灸5～10分钟，每日1次，10次为一个疗程。

【自我取穴】

❶ 三阴交　在小腿内侧，当足内踝尖上3寸，胫骨内侧缘后方。

❷ 复溜穴　在小腿内侧，太溪直上2寸，跟腱的前方。

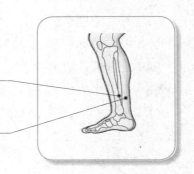

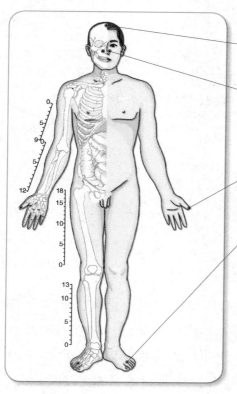

❸ **上星穴** 在头部，当前发际正中直上 1 寸。

❹ **迎香穴** 位于人体面部，当鼻翼软骨与鼻甲的交界处，近鼻唇沟上端。

❺ **少商穴** 在手拇指末节桡侧，距指甲角0.1寸。

❻ **内庭穴** 在足背，第 2、第 3 趾趾间缝纹端。

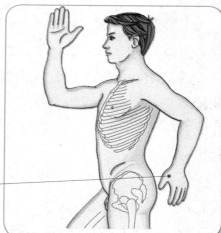

❼ **合谷穴** 在手背，第 1、第 2 掌骨间，当第 2 掌骨桡侧的中点处。

增效食疗方

　　莲藕血余汤：莲藕500克，白糖120克，血余炭(头发灰)适量。将莲藕洗净切片，与白糖、头发灰(布包)水煎服。吃藕喝汤。每日1剂，连服3～4剂。可凉血止血。适用于肺热上蒸所致的鼻出血。

牙 痛

病解 → 对症灸治 → 自我取穴 → 增效食疗方

【病解】

牙痛是口腔科常见的病症之一，一般遇到冷、热、酸、甜等刺激时尤为明显。牙痛主要由龋齿、急性根尖周围炎、牙周炎、智齿冠周炎、牙本质过敏等引起。

【对症灸治】

临床表现　凡牙痛甚剧，兼有口臭、口渴、便秘、脉洪等症者，此为阳明火邪上攻，火邪为患，属胃火牙痛；若痛甚而龈肿兼形寒身热，脉象浮数等症者，此属风火牙痛；若痛势隐隐，时作时休，口不臭，脉细或齿浮动者，此属肾虚牙痛；若齿部剥蚀，或齿中有孔，或全部脱落仅留牙根者，此为龋齿牙痛。

灸治取穴　合谷、下关、颊车、内庭。胃火牙痛加天枢、大肠俞；风火牙痛加外关、风池；肾虚牙痛加太溪、照海、内踝尖；龋齿牙痛加阳溪(注意，阳溪穴治齿痛，左痛灸右、右痛灸左）；上前牙痛加四白、颧髎；头痛加太阳、头维；下牙痛加内庭。

灸治方法　用艾罐熏灸或艾炷隔姜灸，每次取2~3穴，在牙痛发作时灸疗，每次10~15分钟，5次为一个疗程。

【自我取穴】

❶ 内庭穴　在足掌面，第2、第3跖趾关节前方凹陷中。

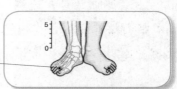

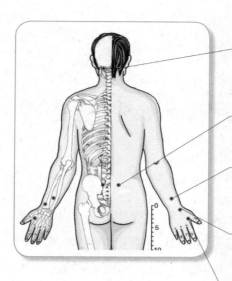

❷ 风池穴 在项部，当枕骨之下，与风府相平，胸锁乳突肌与斜方肌上端之间的凹陷处。

❸ 大肠俞 在腰部，当第4腰椎棘突下，旁开1.5寸。

❹ 外关穴 在前臂背侧，当阳池与肘尖的连线上，腕背横纹上2寸，尺骨与桡骨之间。

❺ 阳溪穴 在腕背横纹桡侧，手拇指向上翘时，当拇短伸肌腱与拇长伸肌腱之间的凹陷中。

❻ 合谷穴 在手背，第1、第2掌骨间，当第2掌骨桡侧的中点处。

❼ 头维穴 在头侧部，当额角发际上0.5寸，头正中线旁4.5寸。

❽ 太阳穴 在颞部，当眉梢与目外眦之间，向后约1横指的凹陷处。

❾ 四白穴 在面部，瞳孔直下，当眶下孔凹陷处。

❿ 下关穴 在面部耳前方，当颧弓与下颌切迹所形成的凹陷中。

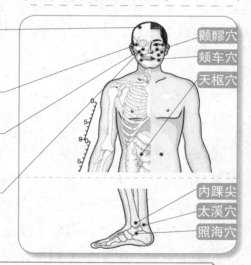

颧髎穴
颊车穴
天枢穴

内踝尖
太溪穴
照海穴

增效食疗方

苍耳豆腐粥：苍耳子25克，豆腐100克，粳米100克。将苍耳子用布包好，与豆腐和淘洗干净的粳米一同入锅煮成粥即可。每日服1剂，分数次食用。可散风祛湿，清热生津，消炎镇痛。适用于龋齿引起的牙痛。

红眼病

病解 ➡ 对症灸治 ➡ 自我取穴 ➡ 增效食疗方

【病解】

红眼病是急性结膜炎的俗称，又叫"暴发火眼"，是由细菌感染而引起的急性传染性眼病。常见的致病菌有肺炎双球菌、葡萄球菌及结膜杆菌等，可通过各种接触途径，如手、手帕、公用脸盆、理发工具等传播，多在春秋季节流行。中医称本病为"天行赤眼"，多因外感风热之邪或猝感时邪疫毒，以致经脉闭塞、血壅气滞交攻于目；或因肝胆火盛、火郁不宣、循经上扰、气血壅滞于目，使目睛肿痛。

【对症灸治】

临床表现　患了红眼病，患眼会出现红赤涩痒，有异物感和烧灼感，怕热畏光，眼睑肿胀，黏液性或脓性分泌物黏着睑缘及睫毛，使睑裂封闭。本病常一眼先发或双眼齐发，有时伴有发热、流涕、咽痛等全身症状。

灸治取穴　大椎、心俞、肝俞、身柱、膈俞、胆俞。

灸治方法　用艾条温和灸，每次取3~5穴，灸10~15分钟，灸至以局部皮肤红润为度，每日1次，10次为一个疗程。

【自我取穴】

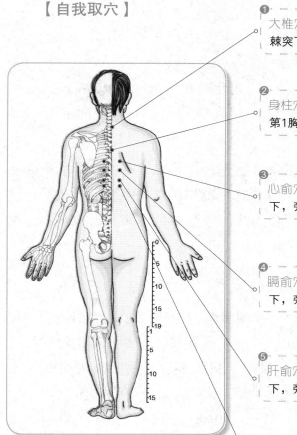

❶ 大椎穴 在后正中线上，第7颈椎棘突下凹陷中。

❷ 身柱穴 在背部，当后正中线上，第1胸椎棘突下凹陷中。

❸ 心俞穴 在背部，当第5胸椎棘突下，旁开1.5寸。

❹ 膈俞穴 在背部，当第7胸椎棘突下，旁开1.5寸。

❺ 肝俞穴 在背部，当第9胸椎棘突下，旁开1.5寸。

❻ 胆俞穴 在背部，当第10胸椎棘突下，旁开1.5寸。

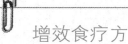

增效食疗方

冬瓜芫荽汤：冬瓜200克，芫荽10克，姜、葱少许，调料适量。先将冬瓜去尽青皮及瓤子，切成薄片，油炒，后入葱、姜等调料，加水煮沸至熟，出锅时，加入芫荽，佐餐。可利水清热。适用于风热型红眼病。

角膜炎

病解 → 对症灸治 → 自我取穴 → 健康贴士

【病解】

角膜炎是眼科临床常见病症之一，是由细菌或病毒感染等原因导致的角膜疾病，发病前多有角膜外伤史。多发于夏秋季，以从事工业生产劳动的中青年为多。中医认为本病是因风热邪毒乘隙而入，邪客风伦，变生此症。

【对症灸治】

临床表现　主要表现为黑睛星翳、抱轮红赤、流泪畏光。风热上犯见猝起星翳、畏光、发热重恶寒轻；风寒犯目抱轮微红，恶寒重发热轻；肝火见星翳甚、白睛混赤、胞睑红肿、头痛溲黄、口苦；湿热见星翳缠绵不愈、头重胸闷、溲黄便溏。

灸治取穴　丝竹空、印堂、风池、阳白、合谷、曲池、太阳。肝火炽盛加太冲；湿热蕴蒸加丰隆。

灸治方法　采用温针灸法，用毫针刺入穴位得气后，用2厘米长的艾条从里侧点燃，插入针柄，每穴燃尽2节艾条，每日1次，10次为一个疗程。

【自我取穴】

❶ 丰隆穴　在小腿前外侧，当外踝尖上8寸，条口外，距胫骨前缘2横指（中指）。

❷ 太冲穴　在足背侧，当第1跖骨间隙的后方凹陷处。

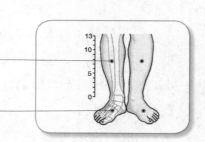

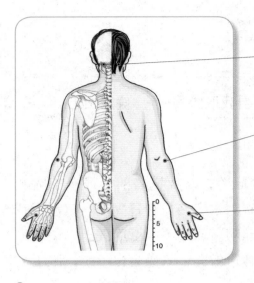

③ 风池穴 　在项部，当枕骨之下，与风府相平，胸锁乳突肌与斜方肌上端之间的凹陷处。

④ 曲池穴 　在肘横纹外侧端，屈肘，当尺泽与肱骨外上髁连线中点。

⑤ 合谷穴 　在手背，第1、第2掌骨间，当第2掌骨桡侧的中点处。

⑥ 阳白穴 　在前额部，当瞳孔直上，眉上1寸。

⑦ 丝竹空 　在面部，当眉梢凹陷处。

⑧ 太阳穴 　在颞部，当眉梢与目外眦之间，向后约1横指的凹陷处。

⑨ 印堂穴 　位于人体前额部，当两眉头间连线与前正中线之交点处。

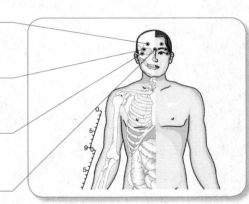

健康贴士

　　灸法治疗角膜炎有一定效果，结合中药及双眼局部点抗生素、抗病毒眼药水，可取得较满意效果。本病若治疗不及时或处理不当，可致黑睛溃破，黄仁绽出，形成蟹睛病恶候，即角膜溃破、虹膜脱出，愈后视力受到严重影响，甚至失明。

眼睑下垂

病解 ➡ 对症灸治 ➡ 自我取穴 ➡ 健康贴士

【病解】

眼睑下垂是指上眼睑无力抬举，以致掩盖部分或全部瞳孔而影响视力的一种病症。中医认为本病多与脾胃失调、气血不荣及风邪外袭有关。先天不足，元阳衰弱，不能温煦脾土，肉轮失养，致生本病；或后天失养，脾胃虚弱，气血生化不足，胞睑失其营养，则睑垂不举；或肤腠不密，外风入中胞睑脉络雍滞气血，以致垂废。

【对症灸治】

临床表现　轻者掩目，重者上眼睑无力展开，遮盖整个角膜，上睑麻木、弛缓，开张失去自主，一般伴有精神疲乏、食欲减退，每有仰头视物的姿态。

灸治取穴　脾俞、中脘、气海、足三里、阳白、太阳。

灸治方法　用刮痧加灸法，先用补法刮前四穴至出现潮红为止，刮后予以艾条温灸之，各灸10~15分钟，再用梅花针叩刺阳白穴、太阳穴，各10~30下，然后用艾条雀啄灸之，各灸10~15分钟，每日治疗1次，7次为一个疗程。

【自我取穴】

❶ 脾俞　在背部，当第11胸椎棘突下，旁开1.5寸。

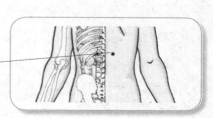

② 阳白穴　在前额部，当瞳孔直上，眉上 1 寸。

③ 太阳穴　在颞部，当眉梢与目外眦之间，向后约1横指的凹陷处。

④ 中脘穴　在上腹部，前正中线上，当脐中上 4 寸。

⑤ 气海穴　在下腹部，前正中线上，当脐中下 1.5 寸。

⑥ 足三里　在小腿前外侧，当犊鼻下 3 寸，距胫骨前缘1横指（中指）。

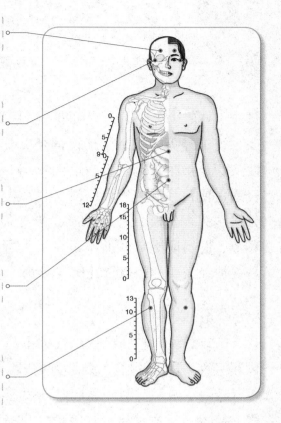

健康贴士

　　本病运用灸疗时，可循经取用足太阳膀胱经经穴，也可兼用其他疗法，尤其是重症肌无力患者应配合药物进行治疗；另外，生活中注意适当地休息，避免过重的体力活动，避免局部冷风刺激。

视神经萎缩

病解 → 对症灸治 → 自我取穴 → 健康贴士

【病解】

视神经萎缩是指由于视神经炎或其他原因引起的视神经退行性疾病，中医称为"青盲"。本病发生可因外感风邪，风邪侵犯目系，使目系局部气血瘀滞，目系失于濡养而致本病；或因过度劳累、久视伤血、心营亏损、神气虚耗，以致神光耗散；或房事不节、肝肾阴虚、精血不足、目失所养而发本病。现代医学认为是视神经炎或神经退行性病变所致。

【对症灸治】

临床表现　本病症状以视力下降为特征，甚至失明，可伴受风邪所致头痛、头胀，或伴腰膝酸软。

灸治取穴　睛明、光明、球后。头痛、头胀者加风池、瞳子髎、攒竹；气血不足者加脾俞、足三里、神门；腰膝酸软者加肝俞、肾俞、太溪。

灸治方法　温和灸，每个穴位各灸15~20分钟，每日1次，10次为一个疗程；其中睛明穴可按揉。

注意，灸面部穴位时，慎防艾火脱落，以防烫伤。

【自我取穴】

❶ 光明穴　在小腿外侧，当外踝尖上5寸，腓骨前缘。

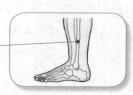

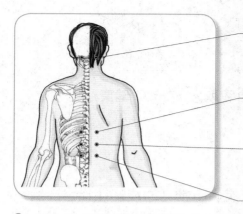

❷ 风池穴　在项部，当枕骨之下，与风府相平，胸锁乳突肌与斜方肌上端之间的凹陷处。

❸ 肝俞穴　在背部，当第9胸椎棘突下，旁开1.5寸。

❹ 脾俞穴　在背部，当第11胸椎棘突下，旁开1.5寸。

❺ 肾俞穴　在腰部，当第2腰椎棘突下，旁开1.5寸。

❻ 攒竹穴　在面部，当眉头陷中，眶上切迹处。

❼ 瞳子髎　在面部，目外眦旁，当眶外侧缘处。

❽ 球后穴　在面部，当眶下缘外1/4与内3/4交界处。

❾ 睛明穴　在面部，目内眦角稍上方凹陷处。

❿ 神门穴　在腕部，腕掌侧横纹尺侧端，尺侧腕屈肌腱的桡侧凹陷处。

⓫ 足三里　在小腿前外侧，当犊鼻下3寸，距胫骨前缘1横指（中指）。

⓬ 太溪穴　在足内侧，内踝后方，当内踝尖与跟腱之间的凹陷处。

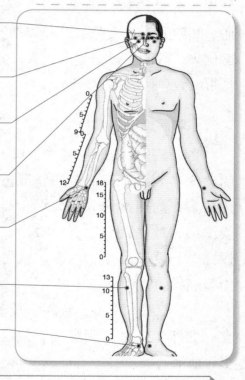

 健康贴士

（1）患者应注意用眼卫生，忌疲劳、强光、弱光，慎防眼部感染。

（2）调畅情志，适宜休养，保证充分营养，补充维生素，可辅以血管扩张剂治疗。

复发性口腔溃疡

【病解】

复发性口腔溃疡是口腔黏膜疾病中常见的溃疡性损害疾病，发作时疼痛剧烈，灼痛难忍。本病的发作与消化系统疾病、贫血、睡眠不足、疲劳、月经周期等相关。中医认为心脾积热，热盛化火；真阴不足，虚火上炎；气血两亏，口腔黏膜失于濡养，均可导致口腔溃疡。

【对症灸治】

临床表现　实证见唇内、颊、舌面等黏膜处，有如黄豆大小的溃疡，表面有黄白色假膜覆盖，中间低陷，周围有红晕，溃疡数多，灼热疼痛，伴口渴、口干苦、口臭等；虚证见口腔黏膜溃疡，数量较少，有1～2个，周围黏膜颜色淡红或不红，呈慢性，易反复发作，微疼，或见头晕耳鸣、腰膝酸痛、疲倦乏力等症状。

灸治取穴　下关、合谷、颊车、地仓、廉泉。心脾积热加劳宫、曲池、内庭；阴虚火旺加三阴交、太溪；气血两亏加足三里、血海。

灸治方法　艾罐熏灸，每次选2～4穴，每穴5～10分钟，每日1次，6次为一个疗程。

【自我取穴】

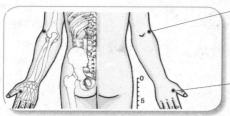

❶ 曲池穴 在肘横纹外侧端，屈肘，当尺泽与肱骨外上髁连线中点。

❷ 合谷穴 在手背，第1、第2掌骨间，当第2掌骨桡侧的中点处。

❸ 下关穴 在面部耳前方，当颧弓与下颌切迹所形成的凹陷中。

❹ 颊车穴 在面颊部，下颌角前上方约1横指(中指)，当咀嚼时咬肌隆起，按之凹陷处。

❺ 地仓穴 在面部，口角外侧，上直对瞳孔。

❻ 廉泉穴 在颈部，当前正中线上，结喉上方，舌骨上缘凹陷处。

❼ 劳宫穴 位于手背侧，第2、第3掌骨之间，掌指关节后0.5寸处。

❽ 血海穴 屈膝，在大腿内侧，髌底内侧端上2寸，当股四头肌内侧头的隆起处。

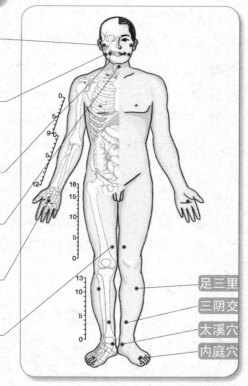

足三里
三阴交
太溪穴
内庭穴

健康贴士

（1）本病患者应注意口腔卫生，经常用淡盐水漱口，少吃辛辣的食物。

（2）调整心态对预防与治疗本病很有好处，凡事不要钻牛角尖，处事要开朗乐观。

第九章 调治五官科病怎么灸

麦粒肿

病解 → 对症灸治 → 自我取穴 → 健康贴士

【病解】

麦粒肿又称睑腺炎，系指睑腺急性化脓性炎症。根据被感染的腺组织的部位不同，有内、外麦粒肿之分。如系睫毛毛囊所属的皮脂腺发生感染，称为外麦粒肿；如系睑板腺受累，则为内麦粒肿。本病多生于一眼，且有惯发性，患者以青少年较多见。

现代医学认为，本病多因金黄色葡萄球菌感染而成。中医认为，本病多因风邪外袭，可于胞睑化热，风热煎灼津液变成疮疖；或因多食辛辣炙烤等物，以致脾胃蓄积湿热，遂使气血凝滞，停聚于胞睑皮肤经络之间而成。若反复发作，多因余邪未消、热毒蕴伏，或体质虚弱等为诱因。

【对症灸治】

临床表现 实证见眼睑局部红肿痒痛，继而起小疖肿，红肿加重伴头痛全身不适；或见发病快，突然眼睑局部红肿痒痛，硬结较大且易溃脓，伴口渴喜饮、便秘溲赤；脾胃虚弱见眼睑粒肿局部反复发作，但诸症不重。

灸治取穴 合谷、丘墟、后溪、太冲。风热加风池；热毒上攻加足窍阴；脾胃蕴热加解溪；脾胃虚弱加足三里。

灸治方法 艾灸罐熏灸，每次选3～5穴，每穴10～15分钟；着肤灸，艾灸患侧合谷、后溪、丘墟、太冲；重者双侧同时施灸，每穴灸3壮，每次选3穴，1~3次为一疗程。

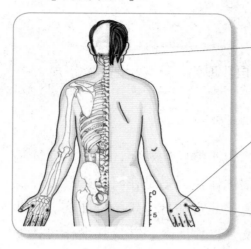

❶ 风池穴 在项部，当枕骨之下，与风府相平，胸锁乳突肌与斜方肌上端之间的凹陷处。

❷ 后溪穴 在手掌尺侧，微握拳，当小指本节（第5指掌关节）后的远侧掌横纹头赤白肉际。

❸ 合谷穴 手背，第1、第2掌骨间，当第2掌骨桡侧的中点处。

❹ 足三里 在小腿前外侧，当犊鼻下3寸，距胫骨前缘1横指（中指）。

❺ 解溪穴 在足背与小腿交界处的横纹中央凹陷处，当拇长伸肌腱与趾长伸肌腱之间。

❻ 丘墟穴 在外踝的前下方，当趾长伸肌腱的外侧凹陷处。

❼ 太冲穴 在足背侧，当第1跖骨间隙的后方凹陷处。

❽ 足窍阴 在第4趾末节外侧，距趾甲角0.1寸。

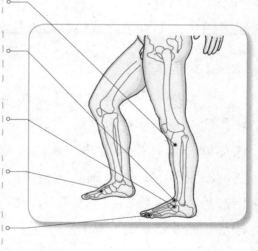

健康贴士

艾灸疗法对初期患者效果明显，若脓肿已形成，可配合眼科手术切开引流。在麦粒肿患处切忌挤压，以免炎症扩散而引起疏松结缔组织炎，甚至海绵窦栓塞及败血症等。

扁桃体炎

病解 ➡ 对症灸治 ➡ 自我取穴 ➡ 增效食疗方

【病解】

扁桃体炎一般是指腭扁桃体的非特异性炎症，可分为急性扁桃体炎和慢性扁桃体炎。急性扁桃体炎大多是在机体抵抗力降低时感染细菌或病毒所致，起病急，儿童和青少年多发此病。慢性扁桃体炎是由于急性扁桃体炎反复发作所致，其反复发作可诱发其他疾病。本病相当于中医学"乳蛾"的范畴。急性扁桃体炎相当于"风热乳蛾"，慢性扁桃体炎相当于"虚火乳蛾"。风热乳蛾多因风热邪毒乘虚从口鼻而入侵喉核，发为本病。

【对症灸治】

临床表现　急性扁桃体炎表现为起病急，以咽痛为主要症状，咽部及喉核充血红肿，上有黄白色小脓点，吞咽或咳嗽时咽痛加剧，伴有畏寒发热、头痛咳嗽、吐痰黄稠、口渴口臭、便秘、小便黄赤；慢性扁桃体炎表现为咽部干燥，入暮尤甚，咽有堵塞感，分泌物黏，不易咳出，口臭，伴头晕、气短、腰酸、喉核及四周发红、时见脓栓。

灸治取穴　合谷、曲池、大椎。急性扁桃体炎加内庭、天突、少泽、鱼际；慢性扁桃体炎加太溪、足三里、颊车；便秘加支沟；咽痛甚加少商。

灸治方法　用罐熏灸，每次选2～4穴，每穴5～10分钟，每日1次。急性扁桃体炎灸3～5次，慢性扁桃体炎灸7～10次。

【自我取穴】

❶ 颊车穴　在面颊部，下颌角前上方约 1 横指(中指)，当咀嚼时咬肌隆起，按之凹陷处。

❷ 天突穴　在颈部，当前正中线上胸骨上窝中央。

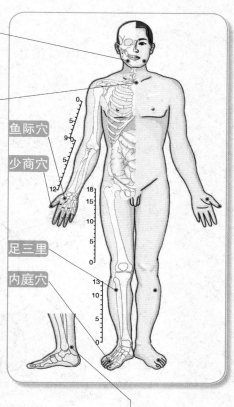

鱼际穴
少商穴
足三里
内庭穴

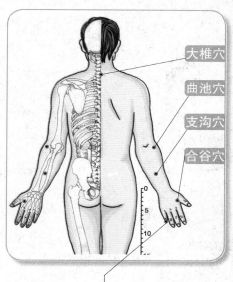

大椎穴
曲池穴
支沟穴
合谷穴

❸ 少泽穴　在小指末节尺侧，距指甲角0.1寸。

❹ 太溪穴　在足内侧，内踝后方，当内踝尖与跟腱之间的凹陷处。

增效食疗方

　　萝卜橄榄粥：萝卜100克，橄榄5枚，蒲公英5克，粳米50克。萝卜、橄榄、蒲公英一起捣碎，装入纱布袋，加水适量。大火煎20分钟后捞去纱布包，投入淘净的大米，加温开水适量，共煮成稀粥。作早餐。可清热解毒，消肿止痛。适用于扁桃腺炎。

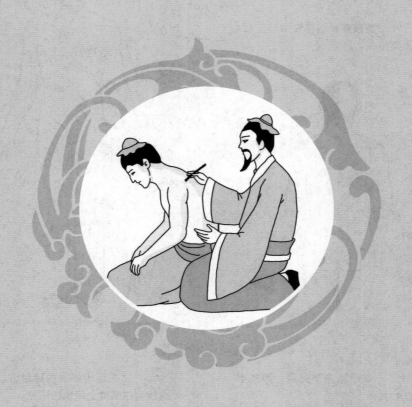

第十章

调治皮肤病怎么灸

　　皮肤科疾病不同于其他病患的一个明显特点就是，不仅其病本身不好"治"，而且还会给你身体点"颜色"，让你不好"看"。自然，药物的治疗是一种选择，而一法多治的艾灸则是你对症治疗的另一种方式，而且来得更为轻松。

湿疹

【病解】

湿疹是一种常见的过敏性、炎症性皮肤病。湿疹的发病原因一般认为是由于内在刺激因素（如病灶感染、寄生虫感染、食用某些食物、服用某些药物等）或外来刺激因素（如寒冷、日光、植物、昆虫等）作用于机体而引起的皮肤变态反应性炎症。

中医称本病为"湿疮"，又有浸淫疮、血风疮等名称。是由禀赋不耐，风湿热邪客于肌肤，经络受阻所致；或湿热浸淫日久，迁延伤脾，脾虚失运，湿邪留恋，蕴于肌肤所致；或病久失治，耗伤阴血，血虚生风化燥，肌肤失于濡养所致。

【对症灸治】

临床表现　湿疹一般分为急性、亚急性和慢性三类。其特点是皮损呈多形性，红斑、丘疹、水疱、糜烂、渗出、结痂等，呈对称性分布，好发于面部、肘弯、腘窝、阴囊等处，严重时可泛发全身，剧烈瘙痒，反复发作，易演变成慢性。

灸治取穴　脾俞、阴陵泉、足三里、三阴交、百虫窝。痒甚者加曲池、风市；发热者加大椎；纳少、腹胀者加中脘、天枢；腰酸肢软者，加肾俞、太溪。

灸治方法　用艾炷无瘢痕灸，根据辨证每次取3~5穴，取艾炷如枣核大，置于穴位上直接灸，各灸10~15分钟，灸至以局部皮肤红润为度，每日灸1次。

【自我取穴】

① 大椎穴　在后正中线上，第 7 颈椎棘突下凹陷中。

② 脾俞穴　在背部，当第 11 胸椎棘突下，旁开 1.5 寸。

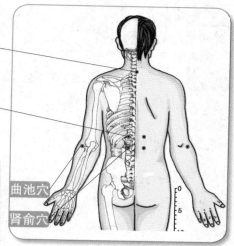

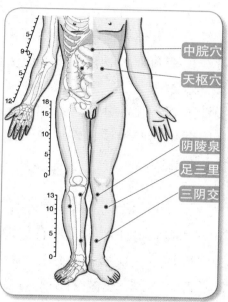

中脘穴　曲池穴

天枢穴　肾俞穴

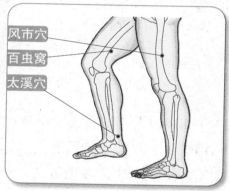

阴陵泉　风市穴

足三里　百虫窝

三阴交　太溪穴

健康贴士

（1）皮损部位忌用热水烫洗和肥皂清洗，尽量避免搔抓。若因搔破感染者，应配合药物外治。

（2）患病期间应注意饮食，少吃辛辣和易过敏的食物。

（3）湿疹发病期间不应进行各种疫苗的预防接种、注射，以免引起全身反应。

荨麻疹

病解 → 对症灸治 → 自我取穴 → 增效食疗方

【病解】

荨麻疹是一种常见的过敏性皮肤病，俗称风疹块。常因某种食物、药物、生物制品、病灶感染、精神因素、肠寄生虫、冷热刺激等引起。此病的特点是骤然发生，迅速消退，愈后不留任何痕迹。根据病程长短可分急性和慢性两型，急性荨麻疹经数日至数周消退，原因较易追查，除去病因后可迅速消退；慢性荨麻疹反复发作，常经年累月不愈，病因不易追查。

【对症灸治】

临床表现 皮肤表面出现大小不等的局限性风团，伴有瘙痒和灼热感，少数患者可有发热、腹痛等症状。皮疹呈白色，遇风加剧，得暖则减，多属风寒，皮疹色红者多属风热；身困重者多为风湿。

灸治取穴 曲池、合谷、血海、足三里、三阴交。风寒者加风池；风热者加大椎；风湿者加阴陵泉。

灸治方法 用艾罐熏灸，每次选3～5穴，每穴10～15分钟，急性者每日灸2次，2~3日为一个疗程；慢性者每日灸1次，10日为一个疗程。

【自我取穴】

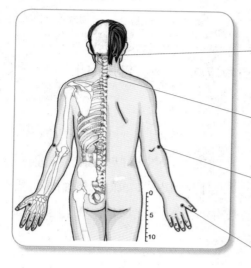

❶ 风池穴　在项部，当枕骨之下，与风府相平，胸锁乳突肌与斜方肌上端之间的凹陷处。

❷ 大椎穴　在后正中线上，第7颈椎棘突下凹陷中。

❸ 曲池穴　在肘横纹外侧端，屈肘，当尺泽与肱骨外上髁连线中点。

❹ 合谷穴　在手背，第1、第2掌骨间，当第2掌骨桡侧的中点处。

❺ 血海穴　屈膝，在大腿内侧，髌底内侧端上2寸，当股四头肌内侧头的隆起处。

❻ 阴陵泉　在小腿内侧，当胫骨内侧髁后下方凹陷处。

❼ 足三里　在小腿前外侧，当犊鼻下3寸，距胫骨前缘1横指（中指）。

❽ 三阴交　在小腿内侧，当足内踝尖上3寸，胫骨内侧缘后方。

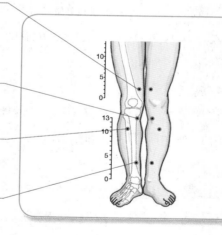

增效食疗方

木瓜姜醋方：生姜9克，木瓜60克，米醋100毫升。将此3味共放入砂锅中煎煮，待醋煮干时，取出生姜、木瓜，分早晚两次服完。每天1剂，连服7～10剂。可疏风散寒。适用于风寒束表型荨麻疹。

白癜风

【病解】

白癜风又称白癜，是一种后天性的局限性皮肤色素脱失症。常因皮肤色素消失而发生大小不等的白色斑片，好发于颜面和四肢，常无自觉症状。本病开始多发生在易受摩擦及阳光照晒的暴露部位，特别是颜面、颈、手臂等处。

【对症灸治】

临床表现　表现为局部皮肤突然出现色素脱失斑，以后逐渐扩大，呈现大小不等的圆形或椭圆形白斑，呈单发或多发，并伴无痒痛等自觉症状。

灸治取穴　肺俞、曲池、阳陵泉、足三里、三阴交。斑在头面者加昆仑、阳谷；斑在上肢者加手三里、中渚；斑在下肢者加风市；斑生阴部者，加丘墟、太冲。

灸治方法　用艾条温和灸，每次取3~5穴，各灸20分钟，每日灸2次，20次为一个疗程。初始施灸时应灸至白斑局部皮肤高度充血呈粉红色，灸7次或8次后，每次灸至深红色或接近肤色为宜，一般灸30次后，白斑可转为正常肤色或接近正常肤色。

【自我取穴】

❶ **昆仑穴**　在足部外踝后方，当外踝尖与跟腱之间的凹陷处。

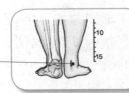

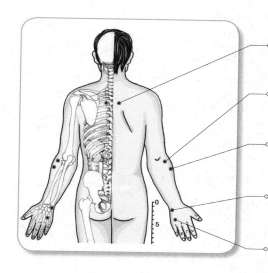

2 肺俞穴　在背部，当第 3 胸椎棘突下，旁开 1.5 寸。

3 曲池穴　在肘横纹外侧端，屈肘，当尺泽与肱骨外上髁连线中点。

4 手三里　在前臂背面桡侧，当阳溪与曲池连线上，肘横纹下 2 寸处。

5 阳谷穴　在手腕尺侧，当尺骨茎突与三角骨之间的凹陷处。

6 中渚穴　在手背部，当环指本节（掌指关节）的后方，第 4、第 5 掌骨间凹陷处。

7 风市穴　大腿外侧部的中线上，当腘横纹上 7 寸。

8 阳陵泉　在小腿外侧，当腓骨小头前下方凹陷处。

9 三阴交　在小腿内侧，当足内踝尖上 3 寸，胫骨内侧缘后方。

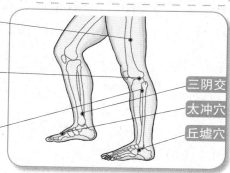

三阴交
太冲穴
丘墟穴

健康贴士

（1）合理饮食。饮食中缺乏酪氨酸也会影响黑色素的合成，因此白癜风患者应多吃一些富含酪氨酸、锌、铁等物质的食物，如瘦肉、蛋、各种动物内脏、牛奶、丝瓜、茄子、胡萝卜等新鲜蔬菜及豆制品等。

（2）保持愉快的心情。忧虑、恐惧、悲观等情绪，都会影响患者的神经功能，不仅不利于治疗，还有可能加重病情。

（3）经常晒太阳。阳光中的紫外线能促进黑色素代谢，所以适当晒太阳，能使黑色素细胞转移到皮层中，使肤色加深，从而有利于白癜风的治疗。但在夏日应避免阳光直射。

银屑病

病解 ➡ 对症灸治 ➡ 自我取穴 ➡ 健康贴士

【病解】

银屑病俗称"牛皮癣"，是一种常见并易复发的慢性炎症性皮肤病。虽叫"癣"，但并不是真菌感染所致。银屑病的发病率占世界人口的0.1%～0.3%，该病在人群中的发病率白种人明显高于黄种人，黑种人次之。中医称本病为"干癣""松皮癣"。银屑病病因尚不完全明确，主要与遗传、免疫功能紊乱、感染、代谢障碍等有关。有寻常型、脓疱型、关节型和红皮病型之分，而以寻常型最为多见。本病多呈急性发作，慢性经过，倾向复发。皮损好发于肘、膝关节伸侧和头部，少数患者指甲和黏膜亦可被侵。

【对症灸治】

临床表现　起初为针尖至黄豆大的红斑，类似雨点滴在身上，边缘清楚，表面有多层白色鳞屑。轻轻刮去鳞屑后，可见半透明的薄膜，称为"薄膜现象"，再轻刮则能出现针尖样的点状出血，称为"露滴现象"。一般冬重夏轻，有时伴有瘙痒。长在手部的可使指甲变形，长在头部的使头发簇状竖起，但头发不脱。

灸治取穴　血海、三阴交、足三里、曲池、大椎及皮损区（患处）。

灸治方法　用艾条雀啄灸，每次取2~3穴及皮损区。先用梅花针叩刺至微出血，再用艾条点燃行雀啄灸，各灸10~20分钟，皮损区灸30分钟，每日灸1次，15次为一个疗程。

【自我取穴】

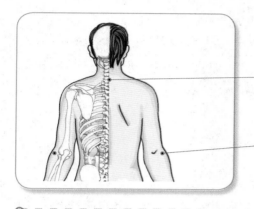

❶ 大椎穴　在后正中线上，第7颈椎棘突下凹陷中。

❷ 曲池穴　在肘横纹外侧端，屈肘，当尺泽与肱骨外上髁连线中点。

❸ 血海穴　屈膝，在大腿内侧，髌底内侧端上2寸，当股四头肌内侧头的隆起处。

❹ 足三里　在小腿前外侧，当犊鼻下3寸，距胫骨前缘1横指（中指）。

❺ 三阴交　在小腿内侧，当足内踝尖上3寸，胫骨内侧缘后方。

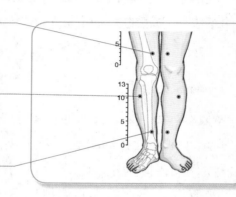

健康贴士

　　内服方：生槐花、白茅根、生地、鸡血藤各30克，紫草根、茜草根、丹参各15克，水煎服，每日1剂。具有活血凉血、清热解毒的功效。

　　外洗方：蛇床子、苦参各60克，雄黄10克，煎水反复搓洗患部20~30分钟，每日2次。

　　日常护理：避免物理性、化学性物质和药物的刺激，防止外伤和滥用药物；注意避免上呼吸道感染及清除感染性病灶；急性期不要用热水、肥皂洗，以免刺激皮肤后引起大面积的皮疹发生。

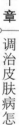

皮肤瘙痒症

病解 ➡ 对症灸治 ➡ 自我取穴 ➡ 健康贴士

【病解】

皮肤瘙痒症是指皮肤无原发性损害，只有瘙痒及因瘙痒而引起的继发性损害的一种皮肤病。本病好发于老年人及成年人，多见于冬季。中医学属"风瘙痒""痒风"等范畴。

【对症灸治】

临床表现　皮肤瘙痒症可分全身性皮肤瘙痒症和局限性皮肤瘙痒症两种。前者周身皆可发痒，部位不定，此起彼伏，常为阵发性，以夜间为重。患者因痒而搔抓不止，皮肤常有抓痕、血痂、色素沉着等；后者瘙痒仅局限于某一部位，常见于肛门、外阴、头部、腿部、掌部等。

灸治取穴　大椎、肺俞、曲池、血海、足三里、三阴交。

灸治方法　用艾条温和灸，每次取3~5穴，先用梅花针轻叩数遍，再取艾条点燃，做温和灸或回旋灸，各灸10~20分钟，每日或隔日灸1次，15次为一个疗程。

【自我取穴】

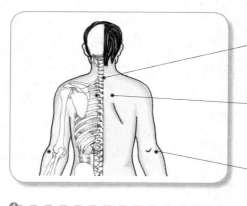

1 大椎穴　后正中线上，第7颈椎棘突下凹陷中。

2 肺俞穴　背部，当第11胸椎棘突下，旁开1.5寸。

3 曲池穴　在肘横纹外侧端，屈肘，当尺泽与肱骨外上髁连线中点。

4 血海穴　屈膝，在大腿内侧，髌底内侧端上2寸，当股四头肌内侧头的隆起处。

5 足三里　在小腿前外侧，当犊鼻下3寸，距胫骨前缘1横指（中指）。

6 三阴交　在小腿内侧，当足内踝尖上3寸，胫骨内侧缘后方。

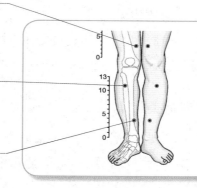

健康贴士

（1）生活宜有规律，早睡早起，适当锻炼。及时增减衣服，避免冷热刺激。

（2）全身性瘙痒患者应注意减少洗澡次数，洗澡时不要过度搓洗皮肤，不用碱性肥皂。

（3）内衣以棉织品为宜，应宽松舒适，避免摩擦。

（4）精神放松，避免恼怒忧虑，树立信心。积极寻找病因，去除诱发因素。

（5）戒烟酒、浓茶、咖啡及一切辛辣刺激食物，饮食中适度补充脂肪。

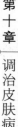

神经性皮炎

【病解】

神经性皮炎是一种皮肤神经功能障碍性疾病，以阵发性皮肤瘙痒和皮肤苔藓化为主症，发病和神经精神因素及某些外在刺激因素有关。本病好发于颈后及两侧、肘窝、腘窝、尾骶等处。皮疹不甚广泛或仅限于上述部位时，称局限性神经性皮炎；皮疹分布广泛，除局限型所涉及的部位外，眼睑、头皮、躯干及四肢均受累时，则称为泛发性神经性皮炎。

【对症灸治】

临床表现 临床特点为皮肤苔藓化，肥厚粗糙，瘙痒剧烈，病程缓慢，反复发作。风湿热型伴见皮损成片，呈淡褐色，剧痒，夜间尤甚；脾虚湿盛型伴皮损呈黯灰色，肥厚光滑，伴腹胀食欲缺乏、便溏，舌体胖大，边有齿痕；血虚风燥型皮损色淡或灰白，可有心悸怔忡，气短乏力，女性月经量过多；肝郁化火型伴见皮疹色红，心烦易怒，失眠多梦，口苦咽干。

灸治取穴 曲池、足三里、风池、百虫窝。脾虚湿盛加阴陵泉、脾俞；肝郁化火加行间；风湿热加大椎、阴陵泉；血虚风燥加膈俞、三阴交。

灸治方法 着肤灸，取蒜汁（或油剂）少许涂于皮损处，上覆艾炷点燃施灸，炷如麦粒大，灸点距离为1.5厘米，灸点多少依皮损面积而定。每穴灸1~3壮，7日灸1次。或艾罐熏灸，选3~5穴，每穴10~15分钟，3日灸1次。

【自我取穴】

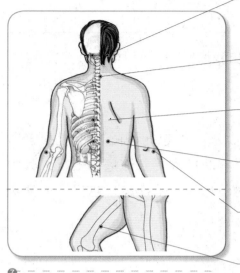

❶ 风池穴　在项部，当枕骨之下，与风府相平，胸锁乳突肌与斜方肌上端之间的凹陷处。

❷ 大椎穴　在后正中线上，第7颈椎棘突下凹陷中。

❸ 膈俞穴　在背部，当第7胸椎棘突下，旁开1.5寸。

❹ 脾俞穴　在背部，当第11胸椎棘突下，旁开1.5寸。

❺ 曲池穴　在肘横纹外侧端，屈肘，当尺泽与肱骨外上髁连线中点。

❻ 百虫窝　屈膝，在大腿内侧，髌底内侧端上3寸，血海穴上1寸。

❼ 阴陵泉　在小腿内侧，当胫骨内侧髁后下方凹陷处。

❽ 足三里　在小腿前外侧，当犊鼻下3寸，距胫骨前缘1横指（中指）。

❾ 三阴交　在小腿内侧，当足内踝尖上3寸，胫骨内侧缘后方。

❿ 行间穴　在足背侧，当第1、第2趾趾间，趾蹼缘的后方赤白肉际处。

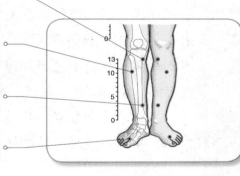

健康贴士

（1）避免用搔抓、摩擦及热水烫洗等方法来止痒。

（2）避免饮酒、喝浓茶及食用辛辣食品。

（3）不滥用外用药，不吃海鲜等刺激性食物。

（4）避免各种不良的机械性、物理性刺激，如过度日晒或用过冷过热的水清洗。

（5）生活规律化，避免过度的精神紧张。

冻 疮

病解 → 对症灸治 → 自我取穴 → 增效食疗方

【病解】

冻疮是冬天的常见病，是由寒冷引起的局限性炎症损害所致。据有关资料统计，我国每年有两亿人受到冻疮的困扰，其中主要是儿童、妇女及老年人。对于冻疮，治疗越早越好。而艾灸疗法就是不错的选择。

【对症灸治】

临床表现　主要表现为皮肤表面的红斑肿块，肿块表面呈暗红色，有痛痒感，遇热时痒感加剧。

灸治取穴　全身冻伤者灸大椎、涌泉、合谷、足三里；手背部冻疮者加后溪；足背冻疮者加昆仑；耳郭冻伤者加外关。

灸治方法　采用艾条温和灸，将艾条点燃，在距离疮面2~3厘米处施灸，从中心向外施灸。每次灸5~10分钟，然后以拇指在局部轻轻按摩；其他穴灸至皮肤潮红为度。

【自我取穴】

❶ 足三里　在小腿前外侧，当犊鼻下3寸，距胫骨前缘1横指（中指）。

❷ 涌泉穴　在足底部，卷足时足前部凹陷处，约当第2、3趾趾缝纹头端与足跟连线的前1/3与后2/3的交点上。

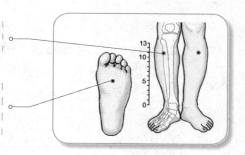

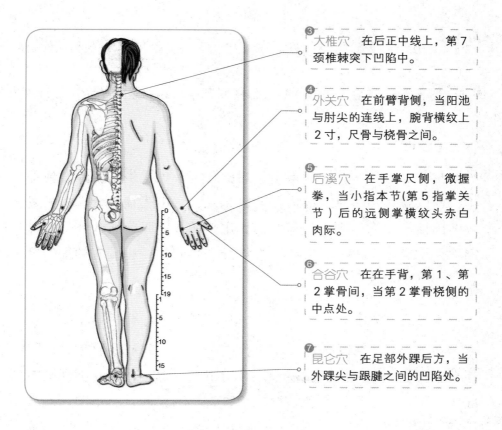

③ 大椎穴　在后正中线上，第 7 颈椎棘突下凹陷中。

④ 外关穴　在前臂背侧，当阳池与肘尖的连线上，腕背横纹上 2 寸，尺骨与桡骨之间。

⑤ 后溪穴　在手掌尺侧，微握拳，当小指本节(第 5 指掌关节)后的远侧掌横纹头赤白肉际。

⑥ 合谷穴　在在手背，第 1、第 2 掌骨间，当第 2 掌骨桡侧的中点处。

⑦ 昆仑穴　在足部外踝后方，当外踝尖与跟腱之间的凹陷处。

增效食疗方

胡萝卜羊肉汤：胡萝卜650克，羊肉100克，川椒、桂皮、小茴香、附片13克，葱、姜、辣椒、料酒各适量。将胡萝卜洗净切块；羊肉洗净切块，与诸药同入锅中，加清水适量煮沸后，调入葱、姜、辣椒等，文火炖至羊肉烂熟后，入食盐、味精、料酒等调味，再煮1~2沸，饮汤食肉及胡萝卜，分6次食完，2日1剂。可温阳散寒，活血通络。适用于冻疮的治疗。

带状疱疹

【病解】

带状疱疹是一种由病毒引起的皮肤病，可发生于身体任何部位，但以腰背为多见，故俗称"串腰龙"。中医认为，本病的发生多因情志内伤、肝郁气滞、日久化火而致肝胆火盛、外受毒邪而发。本病好发于三叉神经、椎神经、肋间神经和腰底神经的分布区。

【对症灸治】

临床表现　初起时患部往往有瘙痒、灼热或痛的感觉，有时伴有全身不适、发热、食欲不振等前驱期症状，随后有不规则的红斑、斑丘疹出现，很快演变成绿豆大小的集簇状小水疱，疱液澄清，周围绕以红晕。数日内水疱干涸，可有暗黑色结痂，或出现色素沉着；与此同时不断有新疹出现，新旧疹群依神经走行分布，排列呈带状，故而得"带状疱疹"之名，疹群之间皮肤正常。有些患者皮损完全消退后，仍可留有神经痛，多数患者在发病期间疼痛明显，少数患者可无疼痛或仅有轻度痒感。

灸治取穴　肝俞、曲池、外关、阿是穴。发于头面部者加合谷、内庭；发于胸肋部者加支沟、阳陵泉；脾虚湿热者加脾俞、阳陵泉；瘀血阻络者加内关、气海。

灸治方法　用艾炷无瘢痕灸，根据辨证每次取2~3穴及局部阿是穴，取艾炷如枣核或蚕豆大小，置于穴上直接灸，各灸10~15分钟，每日灸1次，7次为一个疗程。

【自我取穴】

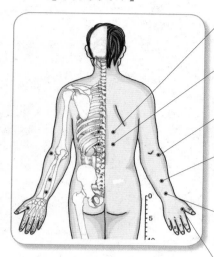

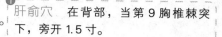

❶ 肝俞穴　在背部，当第9胸椎棘突下，旁开1.5寸。

❷ 脾俞穴　在背部，当第11胸椎棘突下，旁开1.5寸。

❸ 曲池穴　在肘横纹外侧端，屈肘，当尺泽与肱骨外上髁连线中点。

❹ 支沟穴　在前臂背侧，当阳池与肘尖的连线上，腕背横纹上3寸，尺骨与桡骨之间。

❺ 外关穴　在前臂背侧，当阳池与肘尖的连线上，腕背横纹上2寸，尺骨与桡骨之间。

❻ 合谷穴　在手背，第1、第2掌骨间，当第2掌骨桡侧的中点处。

❼ 气海穴　在下腹部，前正中线上，当脐中下1.5寸。

❽ 内关穴　在前臂掌侧，当曲泽与大陵的连线上，腕横纹上2寸，掌长肌腱与桡侧腕屈肌腱之间。

❾ 阳陵泉　在小腿外侧，当腓骨小头前下方凹陷处。

❿ 内庭穴　在足背，第2、第3趾趾间缝纹端。

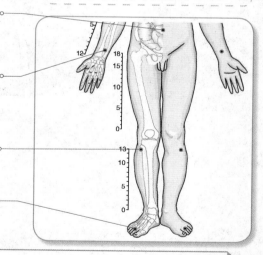

健康贴士

　　适当休息，保持局部皮肤清洁，以免感染。防止水疱溃破，继发感染，可用紫药水涂于患处。宜食清淡食物，适当增加营养。如有发烧、全身不适等症状应及时住院治疗。

第十章　调治皮肤病怎么灸

265

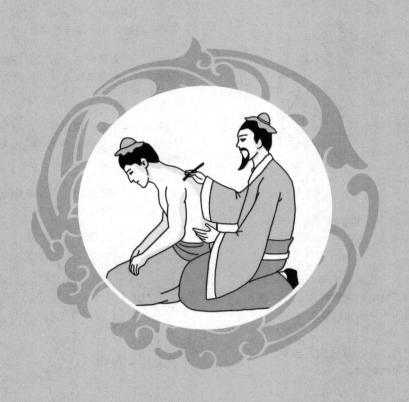

第十一章

调治骨科病怎么灸

　　风湿性关节炎、类风湿关节炎、肩周炎、慢性腰肌劳损等骨科疾病，只要有一种疾病恋上你，你就难以脱身，甚至会走进疾病的泥淖，难以自拔。妙用艾灸可以治百病，当然也包括骨科疾病，不妨根据病情的临床症状对症灸疗，说不定艾灸疗法的神奇魅力就此出现。

肩周炎

病解 → 对症灸治 → 自我取穴 → 健康贴士

【病解】

肩周炎全名叫肩关节周围炎。本病患者大多为中老年人，多为单侧发病，左侧多于右侧，也有极少数患者双侧同时发病。肩周炎是一种以肩关节疼痛和活动不便为主要症状的常见病。此病如不能得到有效治疗，有可能严重影响肩关节的功能活动，妨碍日常生活。患者常不能做背手、梳头、系腰带、穿衣等动作。肩部肌肉有僵硬、紧张或肌肉萎缩现象，同时肩关节周围有明显压痛。

【对症灸治】

临床表现　起初是阵发性疼痛，多数为慢性发作，以后疼痛逐渐加剧或顿痛或刀割样痛。气候变化、劳累后或者偶然受到撞击常使疼痛加重。疼痛昼轻夜重为本病一大特点。多数患者在肩关节周围可触到明显的压痛点。大多数患者怕冷，即使在暑天肩部也不敢吹风。

灸治取穴　肩井、肩髃、肩贞、外关。早期疼痛加阳陵泉；晚期活动障碍加曲池、手三里。

灸治方法　用艾条温和灸重点灸最痛的部位，灸15~20分钟，其他穴作辅助灸，每日施灸1~2次，15次为一个疗程。

【自我取穴】

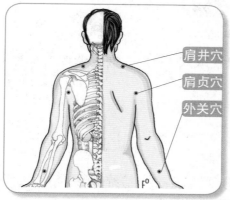

肩井穴
肩贞穴
外关穴

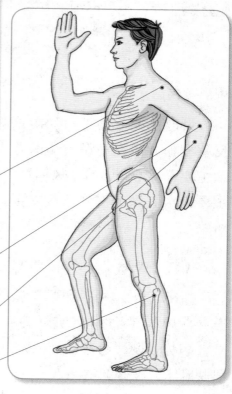

❶ 肩髃穴　在锁骨肩峰端下缘，当上臂平举时呈现的凹陷处，把手臂水平上举，在肩部会形成两个凹陷，前面那个凹陷即是。

❷ 曲池穴　在肘横纹外侧端，屈肘，当尺泽与肱骨外上髁连线中点。

❸ 手三里　前臂背面桡侧，当阳溪与曲池连线上，肘横纹下 2 寸处。

❹ 阳陵泉　在小腿外侧，当腓骨小头前下方凹陷处。

健康贴士

对于肩周炎患者来说，夏天居于冷空调的房间，要穿长袖衣服。冬天外出时注意肩部保暖，因为房间内外温差较大，将影响肩部的血液循环。有条件者，可在暖房里裸露肩膀，患部贴敷温湿毛巾，加速局部血液循环，松弛紧张僵硬的肩周肌群。另外，肩周炎患者每日应坚持做一些诸如保健体操、散步、慢跑等运动，促使肌肉血流通畅，保持良好的关节柔韧性和良好的功能状态。

第十一章　调治骨科病怎么灸

风湿性关节炎

病解 ➡ 对症灸治 ➡ 自我取穴 ➡ 增效食疗方

【病解】

风湿性关节炎是一种常见的急性或慢性结缔组织炎症，可反复发作并累及心脏。中医称本病为"三痹"，根据感邪及临床主要表现不同，有"风痹""寒痹""湿痹"的区别，其病机主要为风、寒、湿邪三气交杂，导致气血运行不畅、经络阻滞所致。

【对症灸治】

临床表现 痹症因风、寒、湿三气偏胜不同，临床症状有所差异，风邪盛者疼痛游走不定，累及多处关节；寒邪盛者痛有定处，病势较剧，遇寒则甚，关节屈伸不利；湿邪盛者酸痛重着，肌肤麻木，肢体沉重。

灸治取穴 阿是、曲池、足三里、血海、肝俞。风痹加风池；湿痹加阴陵泉；寒痹加大椎。

灸治方法 艾罐熏灸或温和灸，每穴灸10~15分钟；隔姜灸，每穴3~5壮。每日施灸1~2次，10次为一个疗程。

【自我取穴】

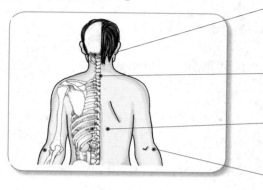

① 风池穴　在项部，当枕骨之下，与风府相平，胸锁乳突肌与斜方肌上端之间的凹陷处。

② 大椎穴　在后正中线上，第7颈椎棘突下凹陷中。

③ 肝俞穴　在背部，当第9胸椎棘突下，旁开1.5寸。

④ 曲池穴　在肘横纹外侧端，屈肘，当尺泽与肱骨外上髁连线中点。

⑤ 血海穴　屈膝，在大腿内侧，髌底内侧端上2寸，当股四头肌内侧头的隆起处。

⑥ 阴陵泉　在小腿内侧，当胫骨内侧踝后下方凹陷处。

⑦ 足三里　在小腿前外侧，当犊鼻下3寸，距胫骨前缘1横指（中指）。

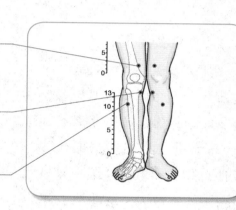

增效食疗方

木瓜汤：木瓜4个，白沙蜜100克。先将木瓜蒸熟，去皮，捣烂如泥，白沙蜜炼净，然后将二者和匀，放入洁净瓷容器内即可。每日清晨空腹用滚烫开水冲服，每次1～2匙，10～15日为一疗程。通痹止痛。主治因湿热阻滞经脉而致筋、肌痹痛等症。

类风湿关节炎

【病解】

类风湿关节炎是一种以关节滑膜炎为特征的慢性全身性自身免疫性疾病。滑膜炎持久反复发作，可导致关节内软骨和骨的破坏，关节功能障碍，甚至残废。

【对症灸治】

临床表现　关节僵硬，多现于清晨，开始活动时疼痛不适，关节活动增多则晨僵减轻或消失。几乎同时出现多个关节红肿热痛及活动障碍，且早期常不对称。

灸治取穴　掌关节取合谷、八邪；跖趾关节取太冲、八风、公孙；膝关节取内膝眼、外膝眼、梁丘、阳陵泉、足三里；腕关节取阳池；肘关节取曲池、外关。

灸治方法　对症选对穴位，采用药用艾条施灸。取沉香、木香、乳香、羌活、干姜等量，研成细末，混匀后取出6克，加入麝香、艾绒，拌匀制成艾条1支，将5~7层棉布放在穴位上，点燃艾条对准穴位，紧按在棉布上，使药气投入穴位深部。每日1次，10日为一个疗程。

【自我取穴】

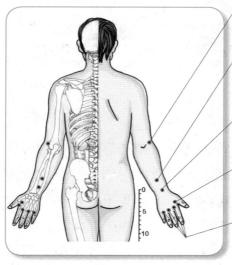

❶ 曲池穴 在肘横纹外侧端，屈肘，当尺泽与肱骨外上髁连线中点。

❷ 外关穴 在前臂背侧，当阳池与肘尖的连线上，腕背横纹上2寸，尺骨与桡骨之间。

❸ 阳池穴 在腕背横纹中，当指总伸肌腱的尺侧缘凹陷处。

❹ 合谷穴 在手背，第1、第2掌骨间，当第2掌骨桡侧的中点处。

❺ 八邪穴 位于手指背侧，微握拳，第1～5指间，指蹼缘后方赤白肉际处，左右两侧共八穴。

❻ 梁丘穴 屈膝，大腿前面，当髂前上棘与髌底外侧端的连线上，髌底上2寸。

❼ 内膝眼 屈膝，在髌韧带两侧凹陷处，在内侧的称内膝眼。

❽ 外膝眼 屈膝，在膝部，髌骨与髌韧带外侧凹陷中。

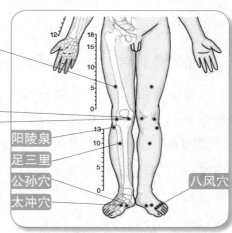

阳陵泉
足三里
公孙穴
太冲穴
八风穴

健康贴士

急性关节炎期，应适当卧床休息，但要注意多翻身和改变姿势，预防褥疮和关节失用性退变，注意保暖。食用高脂肪类（肥肉、动植物油、高油坚果）、海产品类（海鱼、海虾、海带）及过咸类食物可加重症状；苦瓜、苦菜、薏仁、豆腐、山药等食物有助于缓解本病。

慢性腰肌劳损

病解 ➡ 对症灸治 ➡ 自我取穴 ➡ 增效食疗方

【病解】

慢性腰肌劳损是指腰背部肌肉、筋膜、韧带等软组织的慢性损伤，导致局部无菌性炎症，从而引起腰背部一侧或两侧的弥漫性疼痛，是慢性腰腿痛中常见的疾病之一，多见于青壮年，有时外伤史不明显，但常与职业和工作环境有关。中医认为，本病多由劳逸不当、气血筋骨活动失调，或汗出受风、露卧贪凉、寒湿侵袭，或年老体弱、肝肾亏虚、骨髓不足等引起。

【对症灸治】

临床表现　腰部活动基本正常，一般无明显障碍，但有时有牵掣不适感。不耐久坐久站，不能胜任弯腰工作。弯腰稍久，便直腰困难。常喜双手捶击，以减轻疼痛。急性发作时，诸症明显加重，可有明显的肌痉挛，甚至出现腰脊柱侧弯，下肢牵掣作痛等症状。

灸治取穴　肾俞、气海俞、腰阳关、关元俞、白环俞、次髎、居髎、阳陵泉、委中。

灸治方法　采用温和灸法施灸，将艾条一端点燃，每次取2~3穴，在距离穴位3厘米处施灸，每穴灸5~7分钟，至局部红热温润为度，隔日1次，10次为一疗程。

【自我取穴】

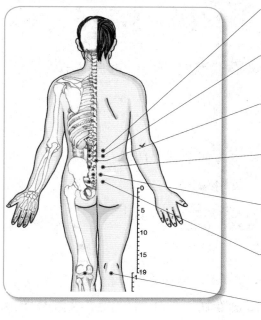

❶ 肾俞穴　在腰部，当第2腰椎棘突下，旁开1.5寸。

❷ 气海俞　在腰部，当第3腰椎棘突下，旁开1.5寸。

❸ 腰阳关　在腰部，当后正中线上，第4腰椎棘突下凹陷中。

❹ 关元俞　在腰部，当第5腰椎棘突下，旁开1.5寸。

❺ 次髎穴　在髂后上棘下与正中线之间适对第2骶后孔中。

❻ 白环俞　在骶部，当骶正中脊旁1.5寸，平第4骶后孔。

❼ 委中穴　在腘横纹中点，当股二头肌腱与半腱肌肌腱的中间。

❽ 居髎穴　在髋部，当髂前上棘与股骨大转子最凸点连线的中点处。

❾ 阳陵泉　在小腿外侧，当腓骨小头前下方凹陷处。

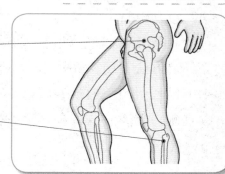

增效食疗方

　　当归牛尾汤：当归30克，杜仲12克，首乌15克，牛尾巴1条。将牛尾巴去毛洗净，切成小段，和上述药物加水适量，煲透熟，调味，饮汤吃牛尾。对腰肌劳损很有疗效。

梨状肌综合征

病解 → 对症灸治 → 自我取穴 → 健康贴士

【病解】

梨状肌综合征是坐骨神经在臀部受到卡压的一种综合征，此病多因大腰过分外展、外旋，及由蹲位直立不当使梨状肌拉长或过牵而损伤，加之局部复感风、寒、湿之邪痹阻经络所致。

【对症灸治】

临床表现　腰臀部痛或一侧臀深部酸胀感，自觉患肢变短，走路跛行，重者痛如刀割，彻夜难眠。梨状肌位置上可触及条索状物，伴有压痛。

灸治取穴　环跳、秩边、次髎、风市、腰阳关、阳陵泉。

灸治方法　用艾条温和灸，在上述穴位（均取患侧）各灸10~20分钟，每日灸1次，10次为一个疗程；或用艾炷隔姜灸，每次取双侧3穴或4穴，各灸15~20分钟，每日或隔日灸1次，10次为一个疗程。

【自我取穴】

❶ 腰阳关　在腰部，当后正中线上，第4腰椎棘突下凹陷中。

❷ 次髎穴　在髂后上棘下与正中线之间适对第2骶后孔中。

❸ 秩边穴　在臀部，平第4骶后孔，骶正中脊旁开3寸。

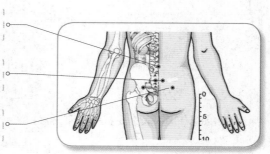

4 环跳穴　在股外侧部，侧卧屈股，当股骨大转子最凸点与骶管裂孔连线的外1/3与中1/3交点处。

5 风市穴　在大腿外侧部的中线上，当腘横纹上7寸。或直立垂手时，中指尖处。

6 阳陵泉　在小腿外侧，当腓骨小头前下方凹陷处。

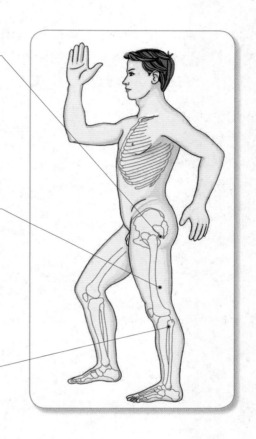

健康贴士

　　患者在日常工作劳动中应避免再次受伤，同时应避风寒侵淫，以免加重病情。也可以采取按摩治疗，取站立位或坐位，用患侧拇指的指尖按压环跳、承扶、阿是等穴，每穴按压10~20秒钟，以局部感到酸胀为度，长期坚持，也能见效。